校企合作虚拟仿真教材

LINCHUANG HULI JINENG

临床护理技能

吴俊晓 ◎ 主 编

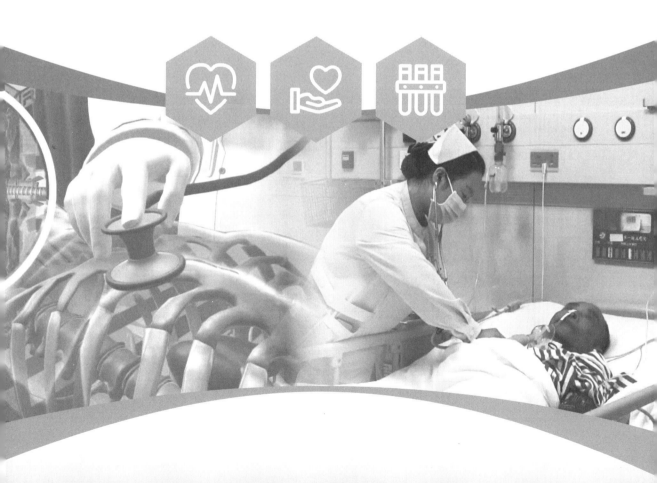

郑州大学出版社

图书在版编目(CIP)数据

临床护理技能／吴俊晓主编. -- 郑州：郑州大学
出版社，2024.9. -- ISBN 978-7-5773-0537-0

Ⅰ. R47

中国国家版本馆 CIP 数据核字第 2024JA2610 号

临床护理技能

LINCHUANG HULI JINENG

策划编辑	李龙传		封面设计	王 微
责任编辑	白晓晓		版式设计	王 微
责任校对	刘 莉		责任监制	朱亚君

出版发行	郑州大学出版社		地 址	郑州市大学路 40 号(450052)
出 版 人	卢纪富		网 址	http://www.zzup.cn
经 销	全国新华书店		发行电话	0371-66966070
印 刷	河南文华印务有限公司			
开 本	787 mm×1 092 mm 1／16			
印 张	14		字 数	308 千字
版 次	2024 年 9 月第 1 版		印 次	2024 年 9 月第 1 次印刷

书 号	ISBN 978-7-5773-0537-0		定 价	46.00 元

作者名单

主　编　吴俊晓(南阳医学高等专科学校)

副主编　吕云玲(南阳医学高等专科学校)

龚秀娥(南阳医学高等专科学校第一附属医院)

赵　霞(南阳医学高等专科学校)

李　艳(南阳医学高等专科学校)

王靖凯(南阳医学高等专科学校)

单　岩(杭州万维镜像科技有限公司)

编　委　(按姓氏笔画排序)

卢佳璐(南阳医学高等专科学校)

朱　冉(南阳医学高等专科学校)

任　乐(南阳医学高等专科学校)

刘　宇(南阳医学高等专科学校)

孙　会(南阳医学高等专科学校)

李冬梅(南阳医学高等专科学校)

李恒晓(南阳医学高等专科学校)

何红丽(南阳医学高等专科学校)

赵梦媛(南阳医学高等专科学校)

贾松伟(南阳医学高等专科学校)

郭晓萱(南阳医学高等专科学校)

潘纯钰(南阳医学高等专科学校)

前　言

在当今医疗健康领域,临床护理技能的重要性日益凸显。"十四五"时期全面推进健康中国建设对护理事业发展提出了新要求。老龄化、城镇化的趋势,对护理服务的内涵和外延产生重要影响:一方面,医院将成为救治急危重症患者的主要场所,患者需要护士提供高水平的专科化护理服务;另一方面,大量疾病预防、康复和保健工作将由社区-家庭的卫生保健机构完成,对专科化护理、老年护理人才和慢性疾病护理人才的需求将更加突出,服务领域也从医院扩展到社区和家庭。这些变化,使在高职高专院校护理、助产专业的人才培养过程中,更需要贯彻落实产教融合,更加注重临床护理能力的提升,加强老年护理和慢性疾病护理人才的培养,以及提高学生的人文素养和社会责任感。本教材正是在这样的背景下应运而生。

产教融合的核心在于加强教育与产业之间的紧密联系,这在护理教育领域中尤为重要。它要求护理教育与临床实践实现无缝对接,以确保学生能够将理论知识有效地转化为临床技能。为此,本教材特别强调"岗课赛证融通"与虚拟仿真技术的应用,通过模拟真实临床环境,学生能在安全、可控的环境中实践和提升护理技能。

一、编写内容

本教材涵盖内容丰富,涉及基础护理、健康评估、外科护理、内科护理、妇科护理、儿科护理及急危重症护理等多个护理实践领域。通过案例引入和任务导向的方式,系统而详细地阐述了各项护理技能的实践应用。在内容编排上,本教材不仅详细讲解了各项护理操作的流程,包括素质要求、操作前的准备工作、实施过程及操作后的处理步骤,还应用虚拟仿真实验教学,逼真地模拟现实世界的事物和环境,弥补传统培训的安全性差、时空限制、资源短缺等问题。

二、教材结构

教材采用项目化教学模式,与优质在线课程资源相衔接,以临床实际工作任务为引领,用微课阐述完成临床任务所需的理论知识,继而用视频展示操作技巧,遵循护理程序设计流程,引入我校教师与企业合作的虚拟仿真软件进行线上考核,按照标准对操作成果进行评估,最后导入临床应用与岗位拓展资源。

三、教材特色

1. 产教融合虚实一体化 本教材特别注重理论与实践的结合,充分发挥仿真教学模型、虚拟仿真软件及智能交互模型的优势,将线上学习、观看教师示范操作与线下模拟操作、角色扮演等学习方式相结合,使学生能够在模拟环境中反复练习,提高技能熟练度,实现专业理论与实践的有机融合,达到熟练掌握临床护理技术操作程序及相关注意事项的目的。在实践过程中,注重沟通技巧的应用和医学精神的培育,在强化职业能力的同时,不断提升精益求精的工匠精神,达到最佳教学效果。

2. 岗课赛证多维度培养 将岗位核心能力、课程标准、技能竞赛和职业技能等级、"1+X"证书相关技能融入课程教学中,培养学生的医学精神,帮助学生认识作为一名护士的自身价值,建立学生积极的专业情感、专业态度,提升学生的技能水平,使之快速适应临床工作。教材中拓展了养老护理员、育婴员、医疗救护员职业证书所需技能,为学生未来职业发展打下坚实基础。

3. 案例解析与课后反思 每个技能由经典情景案例引入,任务目标指出方向,将任务进行重点解析,条理化操作流程,强化实训综合项目,帮助学生理解技能在临床中的应用,系统地掌握技能操作的步骤和要点,并通过课后反思提升临床思维能力,全方位提升学生的临床护理能力,使他们在未来的临床工作中能够胜任各种挑战。

4. 线上评分系统可量化 教材与线上资源紧密连接,学生通过线上平台上传作业,实时查看自己的成绩和作业反馈,了解自己的学习情况,及时调整学习方法。同时也有助于教师更准确地评估学生当下的学习状况,制定更具针对性的教学方案,实现成绩的线上评分教学管理,达到教与学可量化的过程评价与增值评价,提高教学管理的效率和准确性,为学生提供更好的学习体验和发展机会。

5. 深化素质教育与实践 深入人文关怀、素质要求,贯行质量意识、实事求是的科学态度和敢于创新的科学精神,致力培养学生坚定的社会主义核心价值观,培育其深厚的爱国情感和中华民族自豪感,提高尊重生命、厚德精术的意识,强化社会责任感和社会参与意识。在实践中,体现现代护理理念、高尚的职业道德情操和团队协作精神,形成良好的操作习惯、正确的急救行为意识和高度的责任心、同理心,促进护理专业的发展。

本教材的编写,旨在培养具有高度专业技能、临床思维能力和职业素养的护理人才,适用于高职高专医学院校护理、助产等专业使用。我们希望通过本教材,为护理教育的发展贡献一份力量,同时也为广大学子提供一架通往专业护理实践的桥梁。

吴俊晓

2024 年 9 月

目　录

模块一 急救护理技术

实践教学总体目标

1. 掌握心跳呼吸骤停、气道梗阻等常见急危重症的基本特征、救护原则、急救措施及要点。

2. 掌握急诊医疗服务体系的概念和环节、急救护理的范畴、院前急救的原则和特点、急诊科的护理工作流程、重症监护病房(ICU)的监护内容。

3. 正确为患者及其家属开展急救知识及技能的健康宣教,并具有一定的信息技术应用和维护能力。

4. 了解急救护理的历史、院前急救与急诊科、ICU组织形式与管理。

5. 形成和建立"生命第一""时间就是生命"的急救意识,养成在紧急情况下迅速评估、正确决策和果断实施的综合素质。

项目与学时分配

序号	项目名称	学时分配	备注
一	成人单人徒手心肺复苏术	4	虚拟仿真
二	成人双人心肺复苏术	2	
三	婴儿心肺复苏术	1	
四	气道异物梗阻救治术	1	
总计		8	

任务一 ● 成人单人徒手心肺复苏术

情景案例：患者，张某，女性，56岁。因"心绞痛发作"入院治疗，护士巡视病房发现患者呼之不应，面色苍白，遂展开施救。

📜 任务目标

1. 熟练应用成人单人徒手心肺复苏术（CPR）。
2. 正确运用急救技能，为患者提供合适、正确的急救措施。

⏰ 任务实施

【操作用物】

1. 治疗车上层　治疗盘、人工呼吸膜（或纱布）、纱布（用于清除口腔异物）、血压计、听诊器、手电筒、弯盘、抢救记录卡（单）、速干手消毒剂及挂架。

2. 治疗车下层　医疗垃圾桶、生活垃圾桶。

【操作流程与评分标准】

见表1-1。

心肺复苏

表1-1　成人单人徒手心肺复苏操作流程与评分标准

项目及总分	操作要点		分值	语言沟通（参考）
素质要求 （6分）	报告考核项目，语言流畅，态度和蔼，面带微笑		2	
	仪表大方，举止端庄，轻盈矫健		2	
	服装、鞋帽整洁，着装符合要求，发不过领		2	
操作步骤 （86分）	判断与呼救 （10分）	检查患者有无反应	2	张某，您今天感觉怎么样？张某，您怎么了？能听到我说话吗？
		检查患者是否无呼吸或不能正常呼吸（叹气应看作无呼吸），同时检查有无脉搏，5~10 s完成	4	
		确认患者心搏骤停、意识丧失，立即呼救，启动应急反应系统	2	
		取得除颤仪或自动体外除颤仪（AED）等急救设备（或请旁人帮忙取得）（口述）	2	
	安置体位 （10分）	确保患者仰卧在硬质的平面上	2	
		去枕，头、颈、躯干在同一轴线上（口述）	3	
		将患者双手放于躯体两侧，躯体无扭曲（口述）	5	

续表 1-1

项目及总分		操作要点	分值	语言沟通(参考)
操作步骤 (86分)	胸外心脏 按压 (25分)	站或跪于患者一侧,解开患者衣领、腰带等束缚物,暴露患者胸腹部	1	
		按压部位:患者双乳头连线中点,胸骨下半部(即胸骨中、下 1/3 交界处)	5	
		按压方法:两手掌根部重叠,手指翘起,两臂伸直,使双肩位于双手的正上方,垂直向下用力快速按压	5	
		按压深度:5~6 cm(口述)	5	
		按压速率:100~120 次/min(口述)	5	
		胸廓回弹:每次按压后使胸廓充分回弹(按压时间:放松时间为 1∶1)	2	
		尽量不要中断按压,若不得不中断,中断时间应控制在 10 s 内	2	
	开放气道 (10分)	如有明确呼吸道分泌物或异物,应当清理患者呼吸道,取下活动性义齿	5	
		用仰头提颏法(怀疑患者头部或颈部损伤时使用推举下颌法)充分开放气道	5	
	人工呼吸 (15分)	开放气道后立即给予人工呼吸 2 次	4	
		吹气时捏住患者鼻子,呼气时松开,吹气时间为 1 s以上	4	
		见明显的胸廓隆起即可,避免过度通气	2	
		吹气同时,观察胸廓情况	2	
		胸外心脏按压与人工呼吸之比为 30∶2,连续做 5 个循环	3	
	判断复苏 效果 (10分)	操作 5 个循环后,判断并报告复苏效果		张某,您醒了,不用担心,医生和护士都在您的身边,请您好好休息,我去准备东西,一会儿给您做下一步治疗
		● 颈动脉恢复搏动	2	
		● 自主呼吸恢复	2	
		● 散大的瞳孔缩小,对光反射存在	2	
		● 收缩压大于 8.0 kPa(60 mmHg)(需体现测血压动作)	2	
		● 面色、口唇、甲床和皮肤色泽转红	1	
		● 昏迷变浅,出现反射、挣扎或躁动	1	
	整理、记录 (6分)	整理患者衣物,协助患者取合适卧位	2	
		整理用物,分类放置	2	
		规范洗手(即七步洗手),记录患者病情变化和抢救情况	2	

续表 1-1

项目及总分	操作要点	分值	语言沟通(参考)
综合评价 (8分)	胸外心脏按压有效,开放气道有效,人工呼吸有效	4	
	态度严谨,程序正确,动作规范,操作熟练	2	
	护患沟通有效,人文关怀恰到好处	2	
总分		100	

注:从操作步骤开始计时,至整理、洗手、记录计时结束,操作时间为 5 min,每超过 15 s 扣 1 分,提前不加分;全过程超过 6 min 停止操作。

临床应用

1.淹溺患者和心搏骤停患者实施心肺复苏术在流程细节上有何区别?

2.8 岁以下的儿童在实施心肺复苏术时胸外心脏按压的手法与成人有何区别?

请在网络平台完成作业(习题、主题讨论、思维导图等),上传操作视频与反思。

任务二　　成人双人心肺复苏术

情景案例:患者,张某,女性,56 岁。因"心绞痛发作"入院治疗,护士巡视病房发现患者呼之不应,面色苍白,遂展开施救。

任务目标

1.熟练应用成人双人心肺复苏术。

2.正确运用急救技能,为患者提供合适、正确的急救措施。

任务实施

【操作用物】

1.治疗车上层　治疗盘、纱布、血压计、听诊器、除颤仪、简易呼吸气囊、手电筒、弯盘、抢救记录卡(单)、速干手消毒剂及挂架。

2.治疗车下层　医疗垃圾桶、生活垃圾桶。

【操作流程与评分标准】

见表 1-2。

表 1-2　成人双人心肺复苏操作流程与评分标准

项目及总分		操作要点	分值	语言沟通(参考)
素质要求 (6分)		报告考核项目,语言流畅,态度和蔼,面带微笑	2	
		仪表大方,举止端庄,轻盈矫健	2	
		服装、鞋帽整洁,着装符合要求,发不过领	2	
操作步骤 (86分)	判断与呼救 (7分)	操作者 A 检查患者有无反应	1	张某,您今天感觉怎么样? 张某,您怎么了? 能听到我说话吗?
		检查患者是否无呼吸或不能正常呼吸(叹气应看作无呼吸),同时检查有无脉搏,5~10 s 完成	2	
		确认患者心搏骤停、意识丧失,立即呼救,启动应急反应系统	2	
		请配合者 B 取得除颤仪或 AED 等急救设备(口述)	2	
	安置体位 (7分)	确保患者仰卧在硬质的平面上	2	
		去枕,头、颈、躯干在同一轴线上(口述)	2	
		将患者双手放于躯体两侧,躯体无扭曲(口述)	3	
	胸外心脏按压 (20分)	站或跪于患者一侧,解开患者衣领、腰带等束缚物,暴露患者胸腹部	1	
		按压部位:患者双乳头连线中点,胸骨下半部(即胸骨中、下 1/3 交界处)	4	
		按压方法:两手掌根部重叠,手指翘起,两臂伸直,使双肩位于双手的正上方,垂直向下用力快速按压	4	
		按压深度:5~6 cm(口述)	4	
		按压速率:100~120 次/min(口述)	4	
		胸廓回弹:每次按压后使胸廓充分回弹(按压时间:放松时间为 1:1)	1	
		尽量不要中断按压,若不得不中断,中断时间应控制在 10 s 内	2	

续表1-2

项目及总分		操作要点	分值	语言沟通(参考)
操作步骤 (86分)	除颤 (20分)	配合者B在按压第1个循环结束前准备好除颤仪或AED(未准备好时操作者A应持续按压至准备好)	1	请大家离开,不要接触患者!
		评估患者身上金属物品、电子产品及起搏器等	2	
		打开除颤仪行心电监测	3	
		将电极板均匀涂抹导电膏	2	
		确定心电图为心室颤动,准备除颤	3	
		胸骨(STERNUM)电极板放于患者右侧胸骨第2肋间,心尖(APEX)电极板放于患者左侧第5肋间与腋中线交界处	3	
		两电极板之间距离不小于10 cm,电极板紧贴皮肤,并加一定的压力	2	
		仍为心室颤动,选择单向波360 J或双向波200 J	2	
		充电,请周围人让开。确定周围人员无直接或间接与患者接触	1	
		放电,关机,操作者A重新进行胸外按压循环	1	
	开放气道和通气 (16分)	配合者B在按压第1个循环结束前检查患者,如有明确呼吸道分泌物或异物,应当清理患者呼吸道,取下活动性义齿	3	
		将简易呼吸气囊面罩完全覆盖患者口鼻,采用"E-C"手法充分开放气道	4	
		待按压30次后,立即送气2次,送气时间为1 s以上,无漏气、见明显的胸廓隆起即可	3	
		施以辅助通气时应产生明显的胸廓隆起,避免过度通气,送气同时观察胸廓情况	3	
		按压与通气之比为30:2,双人配合连续进行5个循环	3	
	判断复苏效果 (10分)	操作5个循环后,判断并报告复苏效果		
		● 颈动脉恢复搏动	2	
		● 自主呼吸恢复	2	
		● 散大的瞳孔缩小,对光反射存在	2	
		● 收缩压大于60 mmHg(需体现测血压动作)	2	
		● 面色、口唇、甲床和皮肤色泽转红	1	
		● 昏迷变浅,出现反射、挣扎或躁动	1	
	整理、记录 (6分)	整理患者衣物,协助患者取合适卧位	2	
		整理用物	2	
		洗手,记录患者病情变化和抢救情况	2	

续表 1-2

项目及总分	操作要点	分值	语言沟通(参考)
综合评价 (8分)	胸外心脏按压有效,开放气道有效,气囊使用有效,正确使用除颤仪	4	
	态度严谨,程序正确,动作规范,操作熟练	2	
	护患沟通有效,人文关怀恰到好处	2	
总分		100	

注:从操作步骤开始计时,至整理、洗手、记录计时结束,操作时间为 5 min,每超过 15 s 扣 1 分,提前不加分;全过程超过 6 min 停止操作。

临床应用

1. 使用简易呼吸气囊时"E-C"手法打开气道的要点有哪些?
2. 使用除颤仪时的注意要点有哪些?
3. 院外双人心肺复苏术(AED 应用)如何操作?

> 请在网络平台完成作业(习题、主题讨论、思维导图等),上传操作视频与反思。

任务三　　婴儿心肺复苏术

情景案例: 患儿,丁某,10 月龄。突然晕厥,呼之不应。立即进行现场施救。

任务目标

1. 熟练应用婴儿心肺复苏术。
2. 正确运用急救技能,为患儿提供合适、正确的急救措施。

任务实施

【操作用物】

1. 治疗车上层　治疗盘、弯盘、人工呼吸膜(或纱布)、手电筒、抢救记录卡(单)、速干手消毒剂及挂架。
2. 治疗车下层　医用垃圾桶、生活垃圾桶。

【操作流程与评分标准】

见表1-3。

表1-3 婴儿心肺复苏操作流程与评分标准

项目及总分	操作要点		分值	语言沟通(参考)
素质要求 (6分)	报告考核项目,语言流畅,态度和蔼,面带微笑		2	
	仪表大方,举止端庄,轻盈矫健		2	
	服装、鞋帽整洁,着装符合要求,发不过领		2	
操作前准备 (4分)	评估环境:环境安全		2	
	用物齐全且符合要求		2	
操作步骤 (84分)	判断与呼救 (10分)	检查患儿有无反应	2	• 宝宝你怎么了? 宝宝你醒醒 • 呼救:"快来人啊,帮忙急救!请您帮忙快拨打120,就近取得AED"
		检查患儿是否无呼吸或不能正常呼吸(叹气应看作无呼吸),同时检查有无脉搏,5~10 s完成	3	
		确认患儿心搏骤停、意识丧失,立即呼救,启动应急反应系统	3	
		取得除颤仪或AED等急救设备(或请旁人帮忙获得)(口述)	2	
	安置体位 (6分)	确保患儿仰卧在硬质的平面上	2	
		去枕,头、颈、躯干在同一轴线上(口述)	2	
		将患儿双手放于躯体两侧,躯体无扭曲(口述)	2	
	胸外心脏按压 (26分)	在患儿一侧,解开患儿衣领、腰带等束缚物,暴露患儿胸部	2	
		按压部位:两乳头连线中点下方	5	
		按压方法:中、示指并拢,垂直向下按压	5	
		按压深度:4 cm(口述)	3	
		按压速率:100~120次/min(口述)	4	
		胸廓回弹:每次按压后使胸廓充分回弹(按压时间:放松时间为1:1)	4	
		尽量不要中断按压,若不得不中断,中断时间应控制在10 s内	3	
	开放气道 (6分)	如有明确呼吸道分泌物,应当清理患儿呼吸道	2	
		用仰头提颏法(怀疑患儿头部或颈部损伤时使用推举下颌法)充分开放气道	4	

续表 1-3

项目及总分	操作要点		分值	语言沟通(参考)
操作步骤 (84分)	人工呼吸 (20分)	开放气道后立即给予人工呼吸2次	3	
		吹气时嘴完全包住患儿口鼻,呼气时松开,吹气时间为1 s以上	5	
		见明显的胸廓隆起即可,避免过度通气	4	
		吹气同时观察胸廓情况	4	
		按压与人工呼吸之比为30∶2(双人15∶2),连续进行5个循环(双人10个循环)	4	
	判断复苏效果 (10分)	操作5个循环(双人10个循环)后,判断并报告复苏效果		
		● 肱动脉恢复搏动	2	
		● 自主呼吸恢复	2	
		● 面色、口唇、甲床和皮肤色泽转红	2	
		● 散大的瞳孔缩小,对光反射存在	2	
		● 昏迷变浅,出现反射、挣扎或躁动	2	
	整理、记录 (6分)	整理患儿衣物,帮助患儿取合适体位	2	
		整理用物,分类放置	2	
		洗手,记录患儿病情变化和抢救情况	2	
综合评价 (6分)	人工呼吸、胸外心脏按压有效		2	
	施救者手法娴熟,操作规范		2	
	患儿未发生不良后果和伤害		2	
总分			100	

注:从操作步骤开始计时,至整理、洗手、记录计时结束,操作时间为5 min,每超过15 s扣1分,提前不加分;全过程超过6 min停止操作。

 临床应用

1. 婴儿心肺复苏术中胸外心脏按压的要点有哪些?
2. 儿童和婴儿心肺复苏术的不同之处有哪些?

　　　请在网络平台完成作业(习题、主题讨论、思维导图等),上传操作视频与反思。

任务四 ● 气道异物梗阻救治术

情景案例:患者,张某,男性,22岁。进餐时突然张口瞪目,表情恐怖,呼吸困难,面色青紫,双手呈"V"字状贴于颈前。

📜 任务目标

1. 熟练应用气道异物梗阻救治术。
2. 正确运用急救技能,为患者提供合适、正确的急救措施。

⏰ 任务实施

【操作用物】

1. 治疗车上层 治疗盘、弯盘、纱布、手电筒、速干手消毒剂及挂架、记录卡(单)。
2. 治疗车下层 医用垃圾桶、生活垃圾桶。

【操作流程与评分标准】

见表1-4。

表1-4 气道异物梗阻救治操作流程与评分标准

项目及总分		操作要点	分值	语言沟通(参考)
素质要求 (6分)		报告考核项目,语言流畅,态度和蔼,面带微笑	2	
		仪表大方,举止端庄,轻盈矫健	2	
		服装、鞋帽整洁,着装符合要求,发不过领	2	
操作前准备 (4分)		评估环境:环境安全	2	
		用物齐全且符合要求	2	
操作步骤 (82分)	正确识别 (12分)	快速识别气道异物梗阻的症状和体征:判断患者能否说话和咳嗽,观察有无气道异物和特殊表现,即"V"形手(海姆立克征象)	3	● 张某,您是不是被东西卡住了? ● 呼救:"快来人啊,这里有人被东西卡住了,快拨打120"
		询问患者:"你被东西卡住了吗?"若患者点头表示"是的",即刻呼救并实施海姆立克急救法进行抢救。若患者无回应,则应观察以下6个征象:①气体交换不良或无气体交换;②微弱、无力的咳嗽或完全没有咳嗽;③吸气时出现尖锐的噪声或完全没有噪声;④呼吸困难;⑤可能发绀;⑥不能哭	5	
		判断患者气道异物梗阻的严重程度(口述)	2	
		判断患者意识状况(口述)	2	

续表 1-4

项目及总分		操作要点	分值	语言沟通(参考)
操作步骤 (82分)	轻度梗阻 处理(3分)	指导自我解除:用力咳嗽或尽力呼吸	3	请您用力咳嗽
	腹部冲击法 (33分)	(1)立位腹部冲击法		
		● 用于意识清醒者	2	
		● 施救者站在患者身后,用双臂环绕患者的腰部	2	
		● 一手握空心拳,握拳手拇指侧朝向患者腹部,放在脐与剑突连线中点	4	
		● 另一手握住握拳手,使用快速向上、向内的力量冲击患者腹部,频率约 1 次/s,重复冲击直至异物排出	4	
		(2)卧位腹部冲击法		
		● 用于昏迷患者	2	
		● 将患者仰卧位放至硬质的平面上	3	
		● 施救者骑跨于患者髋部或跪于患者一侧	2	
		● 一手掌跟置于患者腹部,位于脐与剑突之间,另一手置于其上,迅速用力向上、向内冲击	4	
		● 必要时重复冲击6~10 次,直至异物排出	4	
		● 检查口腔,如异物已经被冲出,迅速用手指从口腔一侧钩出	2	
		(3)自救腹部冲击:一手握拳,另一手包绕该手,快速向上、向内冲击腹部;或用圆角或椅背快速挤压腹部,直至异物排出	4	
	胸部冲击法 (14分)	用于孕妇、肥胖者	2	
		施救者站于患者背后,双臂绕过患者腋窝,环绕其胸	2	
		一手握空拳,握拳手拇指侧朝向患者胸骨下半段,避免压于剑突或肋缘上	4	
		另一手抓住握拳手向上、向内冲击,直至异物排出	4	
		检查口腔,如异物已经被冲出,迅速用手指从口腔一侧钩出	2	

续表 1-4

项目及总分		操作要点	分值	语言沟通(参考)
操作步骤 (82 分)	背部拍击 法+胸部 冲击法 (14 分)	适用于 1 岁以下患儿	2	
		背部拍击法:施救者取坐位或单膝跪地,将患儿俯卧于一侧手臂,手托住婴儿头及下颌,头部低于躯干,单手掌根向下用力拍击两肩胛骨连线中点,1 次/s,拍击 5 次	4	
		胸部冲击法:施救者手托患儿头部和颈部将其翻正,保持头部略低于胸部,两指快速、冲击性按压两乳头连线正下方(定位同胸外心脏按压)5 次,1 次/s	4	
		交替重复以上步骤,直至异物排出	2	
		检查口腔,如异物已经被冲出,迅速用手指从口腔一侧钩出	2	
	整理、记录 (6 分)	帮助患者取合适体位	2	
		整理用物,分类放置	2	
		洗手,记录患者病情变化和抢救情况	2	
综合评价 (8 分)		异物排出或患者恢复正常呼吸	2	
		施救者手法娴熟,关键位点掌握良好	2	
		患者未发生不良后果和伤害	2	
		施救者掌握海姆立克急救技术的并发症	2	
总分			100	

注:从操作步骤开始计时,至整理、洗手、记录计时结束,操作时间为 4 min,每超过 15 s 扣 1 分,提前不加分;全过程超过 5 min 停止操作。

临床应用

1. 老年人因其胸腹部组织的弹性及顺应性差,气道异物梗阻救治时应注意哪些事项? 如何为老年人做预防气道异物梗阻的健康教育?

2. 儿童和婴儿气道异物梗阻救治方法的不同之处有哪些?

请在网络平台完成作业(习题、主题讨论、思维导图等),上传操作视频与反思。

模块二　体格检查技术

实践教学总体目标

　　1.熟练掌握从事护理实践所必需的基本理论、知识和技能,建立护理诊断的思维程序,提高实际动手能力和评判性思维能力。

　　2.具有监测病情变化的能力。

　　3.具有整体护理评估的思维模式,基于护理评估的意识。

　　4.具有良好的沟通能力、心理护理和健康教育能力。

项目与学时分配

序号	项目名称	学时分配	备注
一	健康史采集	2	
二	心电图检查	2	
三	浅表淋巴结触诊	2	
四	头面部评估	1	
五	甲状腺触诊与气管评估	1	
六	肺部听诊	2	虚拟仿真
七	心脏听诊	2	虚拟仿真
八	腹部触诊	2	虚拟仿真
九	神经反射评估	2	
	总计	16	

任务一 ● 健康史采集

情景案例:患者,丁某,女性,54 岁。高血压 7 年,未规律治疗,父母、兄弟均患高血压。患者近 3 d 反复头晕,头重脚轻入院。请对该患者进行问诊。

任务目标

1. 掌握正确采集健康资料的技巧和方法。

2. 掌握问诊的基本评估方法。

3. 培养分析、判断和归纳能力,为后续诊疗和护理提供依据。

任务实施

【操作用物】

问诊单,笔。

【操作流程与评分标准】

见表 2-1。

表 2-1　健康史采集流程与评分标准

项目及总分	操作要点		分值	语言沟通(参考)
素质要求 (6 分)	报告考核项目,语言流畅,态度和蔼,面带微笑		2	
	仪表大方,举止端庄,轻盈矫健		2	
	服装、鞋帽整洁,着装符合要求,发不过领		2	
问诊前准备 (2 分)	核对患者信息,解释问诊的目的,征得患者同意,使之愿意合作		1	● 您好,请问您叫什么名字? ● 丁某,根据医嘱需要对您进行问诊,以全面了解您的病情,请您配合
	评估环境:温、湿度适宜,安静整洁,光线适中,符合要求,保护患者隐私		1	
问诊内容 (86 分)	一般资料 (10 分)	姓名、性别、年龄、民族、婚姻、出生地(籍贯)、文化程度、宗教信仰、工作单位、职业、家庭地址、联系电话等	10	
	主诉 (10 分)	主要症状、体征及其持续时间(一般不超过 20 字)	10	

续表2-1

项目及总分		操作要点	分值	语言沟通(参考)
问诊内容 (86分)	现病史 (20分)	起病情况:主要症状及诱因	4	
		主要症状的特点及演变:发病时间,主要症状特点,发展变化情况	4	
		伴随症状:根据主要症状,决定相应的伴随症状的问诊内容	4	
		诊治和护理经过:在哪里就诊过,做了哪些检查,结果如何,当时的诊断是什么,接受过什么治疗,药物名称、剂量、疗程和效果如何等	4	
		一般情况:精神状况,饮食情况,大小便情况,睡眠情况,体力,体重等	4	
	既往史 (10分)	疾病史,预防接种史,外伤、手术史、输血史,食物、药物过敏史,急、慢性传染病史等	10	
	用药史 (10分)	过去用过哪些药物,有无反应	5	
		当前用药情况	5	
	成长发展史 (10分)	生长发育史	2	
		月经史	2	
		婚姻史	2	
		生育史	2	
		个人史:社会经历,习惯与嗜好,有无冶游史,是否患过性传播疾病	2	
	家族健康史 (6分)	双亲、兄弟姐妹及子女健康情况	3	
		有无遗传相关疾病	3	
	系统回顾 (10分)	身体、心理、社会模式的系统回顾	5	
		功能性健康形态模式的系统回顾	5	
综合评价 (6分)		态度严谨,程序正确,问诊熟练	3	
		护患沟通有效,解释符合临床实际,操作过程体现人文关怀	3	
总分			100	

临床应用

患者,男性,72 岁。以"反复咳嗽、气喘"入院,患者吸烟指数 500,口唇发绀,桶状胸,两肺呼吸音减弱,叩诊过清音,初步诊断为慢性阻塞性肺疾病。请对患者进行问诊。

请在网络平台完成作业(习题、主题讨论、思维导图等),上传操作视频与反思。

任务二 ● 心电图检查

情景案例:患者,李某,男性,25 岁。以"发热、咳嗽、咳痰 2 d"为主诉入院,今晨查房,患者自述心前区不适,心悸。请为患者实施心电图检查。

任务目标

1. 能够独立完成心电图机的应用。

2. 能够识别正常心电图形,并能鉴别常见异常心电图。

任务实施

【操作用物】

1. 治疗车上层 心电图机、酒精或生理盐水棉球、镊子、心电图纸、弯盘、速干手消毒剂、笔。

2. 治疗车下层 医用垃圾桶、生活垃圾桶。

【操作流程与评分标准】

见表 2-2。

心电图检查

表 2-2 心电图检查操作流程与评分标准

项目及总分	操作要点	分值	语言沟通(参考)
素质要求 (6分)	报告考核项目,语言流畅,态度和蔼,面带微笑	2	
	仪表大方,举止端庄,轻盈矫健	2	
	服装、鞋帽整洁,着装符合要求,发不过领	2	

续表2-2

项目及总分	操作要点		分值	语言沟通(参考)
操作前准备 (4分)	核对患者信息,解释该项操作的相关事项,征得患者同意,使之愿意合作		1	• 您好,请问您叫什么名字? • 李某,根据医嘱需要对您进行心电图检查,请您配合
	评估环境:温、湿度适宜,安静整洁,光线适中,符合要求,保护患者隐私		1	
	用物齐全且符合要求,物品摆放便于操作且符合无菌原则		1	
	修剪指甲,规范洗手,戴口罩,温暖双手		1	
操作步骤 (80分)	患者准备 (5分)	患者取平卧位,暴露电极安放部位,取下金属饰品及手表,呼吸平稳,肌肉放松,避免躯体移动或接触铁床	5	
	安置导联 (30分)	涂导电糊(酒精或生理盐水)	5	
		固定电极片	5	
		肢体导联电极片连接顺序正确	10	
		胸导联电极片连接部位正确	10	
	描记前准备 (10分)	接通电源,开机,调节灵敏度	5	
		设定常规走纸速度、标准电压	5	
	记录心电图 (20分)	依次完整记录12导联心电图	10	
		一般各导联记录3~5个心动周期即可	10	
	描记完毕 (15分)	关闭电源,并将患者局部皮肤擦拭干净,帮助患者整理衣物、下床	5	
		洗手,记录患者的姓名、性别、年龄、科别、床号、描记日期、时间	5	
		整理用物,分类放置	5	
综合评价 (10分)	态度严谨,程序正确,动作规范,操作熟练		5	
	护患沟通有效,解释符合临床实际,操作过程体现人文关怀		5	
总分			100	

注:从操作步骤开始计时,至洗手、记录、整理用物计时结束,操作时间为8 min,每超过30 s扣1分,提前不加分;全过程超过10 min停止操作。

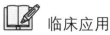 临床应用

1.患者,女性,22岁。因"反复心悸5年"入院。患者5年前心悸发作,呈突发突止,经憋气、刺激迷走反射可终止,每年发作1~2次,近期发作频繁,入院就诊。该患者可能为哪种心律失常?该心电图有哪些典型特点?

2.患者,男性。因"持续性心前区憋闷、疼痛5 h"入院。患者5 h前突然出现剧烈的

心前区疼痛、大汗,心电图提示急性心肌梗死。该患者心电图可能出现哪些典型改变?

请在网络平台完成作业(习题、主题讨论、思维导图等),上传操作视频与反思。

任务三 ● 浅表淋巴结触诊

情景案例:患者,李某,男性,20 岁。因"咽痛伴发热 3 d,加重 1 d"入院。患者 3 d 前受凉后出现咽痛、发热。体格检查:T 38.1 ℃,P 96 次/min,R 24 次/min,BP 120/80 mmHg,急性病容,扁桃体Ⅱ度肿大、表面有脓苔覆盖,触诊颌下淋巴结增大。请为患者实施浅表淋巴结触诊。

任务目标

1. 掌握浅表淋巴结触诊的方法、顺序。
2. 能够识别正常淋巴结的形态等,并能鉴别常见异常淋巴结。

任务实施

【操作用物】

1. 治疗车上层　弯盘、速干手消毒剂。
2. 治疗车下层　医用垃圾桶、生活垃圾桶。

【操作流程与评分标准】

见表 2-3。

浅表淋巴结
触诊

表 2-3　浅表淋巴结触诊操作流程与评分标准

项目及总分	操作要点	分值	语言沟通(参考)
素质要求 (6分)	报告考核项目,语言流畅,态度和蔼,面带微笑	2	
	仪表大方,举止端庄,轻盈矫健	2	
	服装、鞋帽整洁,着装符合要求,发不过领	2	

续表2-3

项目及总分	操作要点		分值	语言沟通(参考)
操作前 准备 (8分)	核对患者信息,解释该项操作的相关事项,征得患者同意,使之愿意合作		2	● 您好,请问您叫什么名字? ● 李某,根据医嘱需要给您进行浅表淋巴结触诊,请您放松并配合我进行检查
	评估患者局部皮肤情况(有无红肿、瘢痕、瘘管等)		2	
	评估环境:温、湿度适宜,安静整洁,光线适中,符合要求,保护患者隐私		1	
	患者取坐位或仰卧位		1	
	修剪指甲,规范洗手,戴口罩,温暖双手		2	
操作步骤 (78分)	头颈部淋巴结触诊 (23分)	示、中、环指三指并拢,由浅入深滑动触诊	3	
		触诊顺序:耳前淋巴结→耳后淋巴结→枕淋巴结→颌下淋巴结→颏下淋巴结→颈前淋巴结→颈后淋巴结→锁骨上淋巴结	16	
		触诊颌下淋巴结时头偏向触诊侧,以利皮肤松弛,便于触诊	4	
	上肢淋巴结触诊 (22分)	示、中、环指三指并拢,由浅入深滑动触诊	3	
		触诊顺序:腋窝淋巴结→滑车上淋巴结	2	
		(1)腋窝淋巴结:是上肢最大的淋巴结组群,可分为五群,触诊部位及顺序如下 ●外侧淋巴结群:位于腋窝外侧壁 ●肩胛下淋巴结群:位于腋窝后皱襞深部 ●胸肌淋巴结群:位于胸大肌下缘深部 ●中央淋巴结群:位于腋窝内侧壁近肋骨及前锯肌处 ●腋尖淋巴结群:位于腋窝顶部	10	
		(2)滑车上淋巴结:位于上臂内侧,内上髁上方3~4 cm处,肱二头肌与肱三头肌之间的间沟内。检查左侧滑车上淋巴结时,检查者左手握住患者左手腕,以右手向滑车上由浅入深进行触诊。同法检查对侧	7	
	下肢淋巴结触诊 (15分)	示、中、环指三指并拢,由浅入深滑动触诊	3	
		触诊顺序:腹股沟淋巴结→腘窝淋巴结	2	
		腹股沟淋巴结:患者取平卧位,下肢伸直,检查者依次检查其横组(上群)和纵组(下群)淋巴结	5	
		腘窝淋巴结:患者双腿屈曲,以便检查者检查	5	

续表2-3

项目及总分	操作要点		分值	语言沟通(参考)
操作步骤 (78分)	淋巴结触诊 内容 (口述) (12分)	准确汇报检查结果,是否触及肿大浅表淋巴结	5	
		如触及,汇报淋巴结的部位、大小、数量、硬度、压痛、活动度、有无粘连等	7	
	整理、记录 (6分)	指导患者,协助患者取舒适卧位	2	谢谢您的配合
		整理床单元	2	
		洗手,记录	2	
综合评价 (8分)	态度严谨,程序正确,动作规范,操作熟练		4	
	护患沟通有效,解释符合临床实际,人文关怀恰到好处		4	
总分			100	

注:从操作步骤开始计时,至洗手、记录计时结束,操作时间为6 min,每超过30 s扣1分,提前不加分;全过程超过8 min停止操作。

 临床应用

1.患者,女性,48岁。因"发现左颈部肿块1周"就诊。体格检查:左侧颈部血管周围可触及数个大小不等肿块,无压痛,皮肤无红肿、破溃。颈部B超示:左侧锁骨上窝低回声包块,考虑淋巴结肿大。肺部CT示:双肺考虑继发性肺结核。为该患者触诊时应注意什么?

2.患者,男性,71岁。胃癌2年,化疗1年,近日发现左侧锁骨上肿块。该患者可能发生了什么情况?该肿块有什么特点?

请在网络平台完成作业(习题、主题讨论、思维导图等),上传操作视频与反思。

任务四　头面部评估

情景案例：患者，丁某，女性，45 岁。因"鼻塞、咽喉肿痛 3 d"入院。诊断：扁桃体发炎。请对患者进行头面部评估。

任务目标

1. 掌握头面部的基本评估方法。
2. 熟悉头面部评估异常表现的特点及临床意义。

任务实施

【操作用物】

1. 治疗车上层　压舌板、手电筒、棉签、弯盘、速干手消毒剂。
2. 治疗车下层　医用垃圾桶、生活垃圾桶。

【操作流程与评分标准】

见表 2-4。

头面部评估

表 2-4　头面部评估操作流程与评分标准

项目及总分	操作要点	分值	语言沟通（参考）
素质要求 （6分）	报告考核项目，语言流畅，态度和蔼，面带微笑	2	
	仪表大方，举止端庄，轻盈矫健	2	
	服装、鞋帽整洁，着装符合要求，发不过领	2	
操作前准备 （4分）	核对患者信息，解释该项操作的相关事项，征得患者同意，使之愿意合作	1	● 您好，请问您叫什么名字？ ● 丁某，根据医嘱需要对您进行头面部评估，请您配合
	评估环境：温、湿度适宜，安静整洁，光线适中，符合要求	1	
	用物齐全且符合要求，物品摆放便于操作且符合无菌原则	1	
	修剪指甲，规范洗手，戴口罩，温暖双手	1	

续表2-4

项目及总分		操作要点	分值	语言沟通(参考)
操作步骤 (80分)	对光反射 (间接、 直接) 检查 (16分)	(1)直接对光反射		
		• 检查者将光源直接照射患者瞳孔	4	
		• 观察瞳孔变化:患者被照射侧瞳孔立即收缩,移开光源后很快复原	4	
		(2)间接对光反射		
		• 检查者以一手置于患者鼻侧中央,挡住一侧眼睛光源,另一手将光源照射到患者对侧眼睛	4	
		• 观察瞳孔变化:患者对侧眼睛瞳孔立即缩小,移开光源,瞳孔扩大	4	
	咽、扁桃体 评估 (29分)	嘱患者发"啊"音,检查者迅速用压舌板压迫患者舌前2/3与后1/3交界处(口述)	4	请张嘴发"啊"音
		观察咽部的情况:咽部黏膜急性充血、红肿,分泌物增多,提示急性咽炎;咽部黏膜慢性充血、表面粗糙,出现淋巴滤泡或颗粒,提示慢性咽炎(口述)	10	
		识别扁桃体位置:正常扁桃体位于咽腭弓和腭舌弓之间的扁桃体窝内(口述)	5	
		描述扁桃体肿大的分度:扁桃体肿大分为三度。不超过咽腭弓为Ⅰ度;超过咽腭弓但未达咽后壁中线为Ⅱ度;达到咽后壁中线或超过咽后壁中线为Ⅲ度(口述)	10	
	鼻窦检查 (30分)	能表述鼻窦的组成:鼻窦有4对,分别是额窦、筛窦、上颌窦、蝶窦(口述)	6	
		鼻窦检查顺序正确	6	
		检查方法 • 额窦:检查者双手置于患者两侧颞部,双手拇指分别置于患者左右眼眶上缘稍内,用力向后、向上按压,正常人无压痛(口述) • 筛窦:检查者双手置于患者颞部耳郭部,双手拇指分别置于患者鼻根部与眼内眦处,向内后方按压,正常人无压痛(口述) • 上颌窦:检查者双手置于患者两侧耳后,双手拇指分别于左右眼眶下缘,向后按压,正常人无压痛(口述) • 蝶窦(蝶窦位置较深,不能在体表进行评估,此处不用检查)	18	
	整理、记录 (5分)	洗手,记录,整理用物,分类放置	5	

续表2-4

项目及总分	操作要点	分值	语言沟通(参考)
综合评价 (10分)	态度严谨,程序正确,动作规范,操作熟练	5	
	护患沟通有效,解释符合临床实际,操作过程体现人文关怀	5	
总分		100	

注:从操作步骤开始计时,至洗手、记录、整理用物计时结束,操作时间为6 min,每超过30 s扣1分,提前不加分;全过程超过8 min停止操作。

 临床应用

在临床中能正确实施头面颈部检查,辨认其异常体征,复述其临床意义。

请在网络平台完成作业(习题、主题讨论、思维导图等),上传操作视频与反思。

任务五　甲状腺触诊与气管评估

情景案例:患者,李某,女性,43岁。因体检发现甲状腺结节推挤气管入院,诊断为甲状腺结节。请对患者进行甲状腺触诊与气管评估。

任务目标

1.掌握甲状腺触诊与气管评估方法。

2.熟悉甲状腺、气管异常表现的特点及临床意义。

任务实施

【操作用物】

1.治疗车上层　弯盘、速干手消毒剂。

2.治疗车下层　医用垃圾桶、生活垃圾桶。

【操作流程与评分标准】

见表2-5。

甲状腺检查

表2-5 甲状腺触诊与气管评估操作流程与评分标准

项目及总分		操作要点	分值	语言沟通(参考)
素质要求 (6分)		报告考核项目,语言流畅,态度和蔼,面带微笑	2	
		仪表大方,举止端庄,轻盈矫健	2	
		服装、鞋帽整洁,着装符合要求,发不过领	2	
操作前准备 (4分)		核对患者信息,解释该项操作的相关事项,征得患者同意,使之愿意合作	1	• 您好,请问您叫什么名字? • 李某,根据医嘱需要对您进行甲状腺、气管评估,请您配合
		评估环境:温、湿度适宜,安静整洁,光线适中,符合要求	1	
		用物齐全且符合要求,物品摆放便于操作且符合无菌原则	1	
		修剪指甲,规范洗手,戴口罩,温暖双手	1	
操作步骤 (80分)	甲状腺视诊 (6分)	嘱患者取坐位,头稍后仰,做吞咽动作	3	请做吞咽动作
		观察患者甲状腺有无肿大及是否对称。正常人甲状腺外观不突出,女性在青春期可略增大,属正常现象(口述)	3	
	甲状腺触诊 方法 (24分)	(1)甲状腺峡部		
		• 站于患者前面	3	
		• 用拇指从患者胸骨上切迹向上触摸甲状腺峡部	3	
		• 嘱患者做吞咽动作	3	
		• 触诊峡部,判断患者甲状腺有无增大和肿块	3	
		(2)甲状腺侧叶		
		• 站于患者前面	3	
		• 一手拇指将患者气管推向对侧,另一手示、中指推挤侧叶,拇指触诊	3	
		• 嘱患者配合吞咽动作	3	
		• 用同样方法检查另一侧甲状腺	3	
	甲状腺触诊 内容(口述) (10分)	大小	2	请做吞咽动作或者喝口水
		对称性	2	
		质地	2	
		表面情况	2	
		压痛感等	2	
	甲状腺肿大 分度(口述) (15分)	Ⅰ度:甲状腺可扪及,不易见到	5	
		Ⅱ度:能看到肿大并可触及,但在胸锁乳突肌以内	5	
		Ⅲ度:超过胸锁乳突肌外缘	5	
	气管检查 (20分)	使患者颈部处于自然正中位置	5	
		检查者将示指与环指分别置于患者两侧胸锁关节上	5	
		检查者将中指置于患者气管之上	5	
		观察判断患者气管有无偏移	5	
	整理、记录 (5分)	洗手,记录,整理用物,分类放置	5	

续表2-5

项目及总分	操作要点	分值	语言沟通(参考)
综合评价 (10分)	态度严谨,程序正确,动作规范,操作熟练	5	
	护患沟通有效,解释符合临床实际,操作过程体现人文关怀	5	
总分		100	

注:从操作步骤开始计时,至洗手、记录、整理用物计时结束,操作时间为6 min,每超过30 s扣1分,提前不加分;全过程超过8 min停止操作。

 临床应用

甲状腺功能亢进症患者,除出现突眼、急躁、易激动症状外,还容易出现哪些症状?如何进行评估?

请在网络平台完成作业(习题、主题讨论、思维导图等),上传操作视频与反思。

任务六 ● 肺部听诊

情景案例:患者,李某,女性,46岁,工人。因"发热、咳嗽、咳痰1 d"入院。患者1 d前洗澡受凉后,出现寒战、发热,体温高达40 ℃,伴咳嗽、咳痰,痰量不多,为白色黏痰。无胸痛,无痰中带血,无咽痛及关节痛。门诊给予"双黄连"及"退热止咳药"后,体温38～40 ℃。请对患者进行肺部听诊。

任务目标

1.掌握肺部听诊的内容、方法及顺序。

2.辨别正常及异常肺部听诊音,大致判断肺部病变的位置及范围。

任务实施

【操作用物】

1.治疗车上层　听诊器、弯盘、速干手消毒剂、记录笔及记录单。

2.治疗车下层　医用垃圾桶、生活垃圾桶。

【操作流程与评分标准】

见表 2-6。

肺部听诊

表 2-6　肺部听诊操作流程与评分标准

项目及总分	操作要点		分值	语言沟通(参考)
素质要求 (6分)	报告考核项目,语言流畅,态度和蔼,面带微笑		2	
	仪表大方,举止端庄,轻盈矫健		2	
	服装、鞋帽整洁,着装符合要求,发不过领		2	
操作前准备 (4分)	核对患者信息,解释该项操作的相关事项,征得患者同意,使之愿意合作		1	• 您好,请问您叫什么名字? • 李某,根据医嘱需要对您进行肺部听诊,请您配合
	评估环境:温、湿度适宜,安静整洁,光线适中,符合操作要求		1	
	用物齐全且符合要求,物品摆放便于操作且符合无菌原则		1	
	修剪指甲,规范洗手,戴口罩		1	
操作步骤 (80分)	核对解释 (7分)	携用物至患者床旁,核对床号、姓名	1	李某,您准备好了吗?现在我准备给您进行肺部听诊了,肺部听诊没有任何不适,请您放松
		告知患者配合要点	2	
		协助患者取舒适卧位	2	
		洗手,温暖双手及听诊器	2	
	听诊顺序 (口述) (16分)	由肺尖开始	4	
		自上而下	4	
		前胸部、侧胸部和背部	4	
		上下、左右对称部位进行对比	4	
	听诊部位及方法 (28分)	前胸部听诊部位:沿锁骨中线和腋前线	8	李某,请微张口,保持均匀呼吸,我们开始听诊了
		侧胸部听诊部位:沿腋中线和腋后线	8	
		背部听诊部位:沿肩胛线,由上至下逐一肋间听诊	8	
		每个部位至少听诊 2 个呼吸周期	4	
	听诊内容 (口述) (21分)	(1)正常呼吸音		
		• 肺泡呼吸音	3	
		• 支气管呼吸音	3	
		• 支气管肺泡呼吸音	3	
		(2)啰音		
		• 干啰音	3	
		• 湿啰音	3	
		(3)语音震颤	3	
		(4)胸膜摩擦音	3	
		(以上各项按具体口述情况给分)		

续表 2-6

项目及总分	操作要点		分值	语言沟通（参考）
操作步骤 （80 分）	整理、记录 （8 分）	协助患者取舒适体位	2	李某，您的肺部 听诊完成了，请 您好好休息，谢 谢您的配合
		整理床单元	2	
		整理用物	2	
		洗手，记录	2	
综合评价 （10 分）	态度严谨，程序正确，动作规范，操作熟练		5	
	护患沟通有效，解释符合临床实际，人文关怀恰到好处		5	
总分			100	

注：从操作步骤开始计时，至洗手、记录计时结束，操作时间为 8 min，每超过 30 s 扣 1 分，提前不加分；全过程超过 10 min 停止操作。

临床应用

1.急性脑出血患者，现意识模糊，需要为其进行肺部听诊。该患者听诊过程中有哪些注意事项？

2.肺源性心脏病患者，伴有显著的气促、心悸和双下肢水肿，需要为其进行肺部听诊。该患者听诊过程中有哪些注意事项？

> 请在网络平台完成作业（习题、主题讨论、思维导图等），上传操作视频与反思。

任务七　● 心脏听诊

情景案例：患者，李某，女性，61 岁。渐进性活动后呼吸困难 5 年，明显加重伴下肢水肿 1 个月。请对患者进行心脏听诊。

 任务目标

1.掌握心脏听诊的内容、方法及顺序。

2.辨别正常及异常心脏听诊音，大致判断心脏病变的位置及范围。

⏰ 任务实施

【操作用物】

1. 治疗车上层　听诊器、弯盘、速干手消毒剂、记录笔及记录单。

2. 治疗车下层　医用垃圾桶、生活垃圾桶。

心脏听诊

【操作流程与评分标准】

见表 2-7。

表 2-7　心脏听诊操作流程与评分标准

项目及总分		操作要点	分值	语言沟通(参考)
素质要求 (6分)		报告考核项目,语言流畅,态度和蔼,面带微笑	2	
		仪表大方,举止端庄,轻盈矫健	2	
		服装、鞋帽整洁,着装符合要求,发不过领	2	
操作前准备 (4分)		核对患者信息,解释该项操作的相关事项,征得患者同意,使之愿意合作	1	• 您好,请问您叫什么名字? • 李某,根据医嘱需要对您进行心脏听诊,请您配合
		评估环境:温、湿度适宜,光线适中,符合操作要求	1	
		用物齐全且符合要求,物品摆放便于操作	1	
		修剪指甲,规范洗手,戴口罩	1	
操作步骤 (80分)	核对解释 (7分)	携用物至患者床旁,核对床号、姓名	1	您准备好了吗?现在我准备给您进行心脏听诊了,心脏听诊没有任何不适,请您放松
		告知患者配合要点	2	
		协助患者取舒适卧位	2	
		洗手,温暖双手及听诊器	2	
	听诊部位 (口述) (15分)	二尖瓣听诊区:心尖部,即左锁骨中线内侧第5肋间	3	
		肺动脉瓣听诊区:胸骨左缘第2肋间	3	
		主动脉瓣第一听诊区:胸骨右缘第2肋间	3	
		主动脉瓣第二听诊区:胸骨左缘第3肋间	3	
		三尖瓣听诊区:胸骨体下端左缘,即胸骨左缘第4、5肋间	3	
	听诊顺序 (20分)	二尖瓣听诊区→肺动脉瓣听诊区→主动脉瓣第一听诊区→主动脉瓣第二听诊区→三尖瓣听诊区	15	李某,请保持均匀呼吸,我们开始听诊了
		二尖瓣听诊区至少听诊1 min,其他听诊区至少听诊2个心动周期	5	

续表2-7

项目及总分	操作要点		分值	语言沟通(参考)
操作步骤 (80分)	听诊内容 (口述) (30分)	心率	5	
		心律	5	
		正常心音	5	
		心音改变	5	
		心脏杂音	5	
		心包摩擦音等	5	
		(以上各项按具体口述情况给分)		
	整理、记录 (8分)	协助患者取舒适卧位	2	李某,您的心脏听诊完成了,请您好好休息,谢谢您的配合
		整理床单元	2	
		整理用物	2	
		快速洗手,记录	2	
综合评价 (10分)	态度严谨,程序正确,动作规范,操作熟练		5	
	护患沟通有效,解释符合临床实际,人文关怀恰到好处		5	
总分			100	

注:从操作步骤开始计时,至洗手、记录计时结束,操作时间为 6 min,每超过 30 s 扣 1 分,提前不加分;全过程超过 8 min 停止操作。

 临床应用

1. 急性脑出血患者,现意识不清,需要为其进行心脏听诊,该患者听诊过程中有哪些注意事项?

2. 肺源性心脏病患者,伴有显著的气促、心悸和双下肢水肿,需要为其进行心脏听诊,该患者听诊过程中有哪些注意事项?

请在网络平台完成作业(习题、主题讨论、思维导图等),上传操作视频与反思。

任务八　●　腹部触诊

　　情景案例:患者,张某,男性,52 岁。进食油腻食物后突然出现右上腹疼痛,恶心、呕吐进食物,家人将其急送入院就诊。请对患者进行腹部触诊。

任务目标

　　1.掌握腹部触诊的部位、顺序、内容。

　　2.熟练应用腹部触诊基本手法(浅、深触诊法)。

　　3.了解腹部触诊注意事项及常见异常体征的临床意义。

任务实施

【操作用物】

　　1.治疗车上层　记录单、笔、治疗盘、速干手消毒剂。

　　2.治疗车下层　医用垃圾桶、生活垃圾桶。

【操作流程与评分标准】

　　见表 2-8。

腹部触诊

表 2-8　腹部触诊操作流程与评分标准

项目及总分	操作要点			分值	语言沟通(参考)
素质要求 (6 分)	报告考核项目,语言流畅,态度和蔼,面带微笑			2	
	仪表大方,举止端庄,轻盈矫健			2	
	服装、鞋帽整洁,着装符合要求,发不过领			2	
操作前准备 (4 分)	核对患者信息,解释该项操作的相关事项,征得患者同意,使之愿意合作			1	● 您好,请问您叫什么名字? ● 张某,根据医嘱需要对您进行腹部触诊,请您配合
	评估环境:温、湿度适宜,安静整洁,光线适中,符合要求			1	
	用物齐全且符合要求,物品摆放便于操作且符合无菌原则			1	
	修剪指甲,规范洗手,戴口罩,温暖双手,保护患者隐私			1	
操作步骤 (80 分)	触诊体位 (5 分)	护士站于患者右侧		2	请您仰卧位,双下肢屈髋屈膝,两手置于身体两侧,以配合检查
		嘱患者排便后取屈膝仰卧位		3	

续表2-8

项目及总分		操作要点	分值	语言沟通(参考)
操作步骤 (80分)	全腹触诊 (12分)	通常以手指并拢的右手自患者左下腹开始,逆时针顺序检查	6	
		逐个浅触诊腹部九区:了解腹壁紧张度,有无压痛、肿块等	3	
		逐个深触诊腹部九区:了解腹内有无深部病变及脏器情况	3	
	麦氏点压痛 与反跳痛 (13分)	以右手并拢的2～3个手指,于患者脐与右髂前上棘连线中、外1/3交界处由浅入深地触压腹部,询问患者有无疼痛	8	
		若有压痛,检查者手指在疼痛处停留片刻,待压痛感觉趋于稳定后,迅速抬起手指,观察患者的疼痛有无骤然加重	5	
	肝脏触诊 (双手) (30分)	先训练患者做较深的腹式呼吸2～3次	5	● 请您跟着我练习腹式呼吸 ● 请您用腹式呼吸,以配合检查
		检查者左手手掌置于患者右腰部,将肝脏向上托起,拇指张开置于右季肋部,限制右下胸扩张	5	
		右手平置于患者右锁骨中线上髂前上棘水平,4指并拢,掌指关节伸直,示指前端的桡侧与肋缘平行或示指与中指的指端指向肋缘	5	
		右手触诊时患者行缓慢的腹式深呼吸,呼气时,检查者指端随下陷的腹壁压向深部,吸气时,触诊的指端向前上迎触下移的肝脏,稍落后于腹壁再抬起,如此反复,逐渐触向肋缘	5	
		同法在前正中线上触诊	10	
	胆囊压痛点 检查 (15分)	检查者将左手掌平置于患者右肋缘部位,拇指指腹以中等度压力勾压于右肋缘与腹直肌外缘交界处	5	
		嘱患者缓慢深吸气	5	
		观察患者有无疼痛,同时观察患者在深吸气时有无突然屏气	5	
	整理、记录 (5分)	洗手,记录,整理用物,分类放置	5	
综合评价 (10分)		态度严谨,程序正确,动作规范,操作熟练	5	
		护患沟通有效,解释符合临床实际,操作过程体现人文关怀	5	
总分			100	

注:从操作步骤开始计时,至洗手、记录、整理用物计时结束,操作时间为6 min,每超过15 s扣1分,提前不加分;全过程超过8 min停止操作。

临床应用

1. 发生肠胀气、腹水、急性胃肠穿孔等腹部疾病时,需如何进行腹部触诊?

2. 发生阑尾炎、肝硬化、脂肪肝、肝脓肿、胆囊炎时,需如何进行相应的腹部触诊?

> 请在网络平台完成作业(习题、主题讨论、思维导图等),上传操作视频与反思。

任务九 ● 神经反射评估

情景案例:患者,李某,男性,48岁。驾驶过程中出现意外事故,急救车紧急将其送往医院就诊,考虑脑出血可能。请对患者进行神经系统评估。

任务目标
掌握神经反射评估的内容、方法、临床意义及注意事项。

任务实施

【操作用物】

1. 治疗车上层　叩诊锤、棉签、弯盘、速干手消毒剂。

2. 治疗车下层　医用垃圾桶、生活垃圾桶。

【操作流程与评分标准】

见表2-9、表2-10。

神经反射评估

表2-9　生理反射检查操作流程与评分标准

项目及总分	操作要点	分值	语言沟通(参考)
素质要求 (6分)	报告考核项目,语言流畅,态度和蔼,面带微笑	2	
	仪表大方,举止端庄,轻盈矫健	2	
	服装、鞋帽整洁,着装符合要求,发不过领	2	

续表2-9

项目及总分	操作要点		分值	语言沟通(参考)
操作前准备 (4分)	核对患者信息,解释该项操作的相关事项,征得患者同意,使之愿意合作		1	• 您好,请问您叫什么名字? • 李某,根据医嘱需要对您进行生理反射检查,请您配合
	评估环境:温、湿度适宜,安静整洁,光线适中,符合要求		1	
	用物齐全且符合要求,物品摆放便于操作且符合无菌原则		1	
	修剪指甲,规范洗手,戴口罩,温暖双手		1	
操作步骤 (80分)	角膜反射 (10分)	嘱患者仰卧	2	
		用捻成细束的棉絮轻触患者角膜外侧	5	
		正常反应:被刺激侧眼睑迅速闭合,同时对侧也出现眼睑迅速闭合反应	3	
	腹壁反射 (10分)	嘱患者仰卧,下肢稍屈曲,使腹壁松弛	2	请不要紧张,保持肌肉松弛
		用棉签钝头分别沿肋缘下、脐平及腹股沟上的平行方向,由外向内轻划腹壁皮肤	6	
		正常反应:局部腹肌收缩	2	
	肱二头肌反射 (20分)	嘱患者前臂屈曲90°	5	
		检查者以左拇指置于患者肘部肱二头肌腱上	5	
		右手持叩诊锤叩击检查者左拇指指甲	5	
		正常反应:肱二头肌收缩,引出屈肘动作	5	
	膝反射 (15分)	坐位检查时,患者小腿完全松弛下垂(仰卧位检查时,检查者左手托起患者膝关节使之屈曲约呈120°)	5	
		右手持叩诊锤叩击患者膝盖髌骨下方股四头肌腱	5	
		正常反应:可引出小腿前伸	5	
	跟腱反射 (20分)	嘱患者仰卧,髋及膝关节稍屈曲,下肢取外旋外展位	5	
		检查者左手将患者足部背屈成直角	5	
		以叩诊锤叩击患者跟腱	5	
		正常反应:腓肠肌收缩,足向跖面屈曲	5	
	整理、记录 (5分)	洗手,记录,整理用物,分类放置	5	
综合评价 (10分)	态度严谨,程序正确,动作规范,操作熟练		5	
	护患沟通有效,解释符合临床实际,操作过程体现人文关怀		5	
总分			100	

注:从操作步骤开始计时,至洗手、记录、整理用物计时结束,操作时间为4 min,每超过15 s扣1分,提前不加分;全过程超过5 min停止操作。

表2-10　脑膜刺激征检查操作流程与评分标准

项目及总分	操作要点		分值	语言沟通（参考）
素质要求 （6分）	报告考核项目，语言流畅，态度和蔼，面带微笑		2	
	仪表大方，举止端庄，轻盈矫健		2	
	服装、鞋帽整洁，着装符合要求，发不过领		2	
操作前准备 （4分）	核对患者信息，解释该项操作的相关事项，征得患者同意，使之愿意合作		1	• 您好，请问您叫什么名字？ • 李某，根据医嘱需要对您进行脑膜刺激征检查，请您配合
	评估环境：温、湿度适宜，安静整洁，光线适中，符合要求		1	
	用物齐全且符合要求，物品摆放便于操作且符合无菌原则		1	
	修剪指甲，规范洗手，戴口罩，温暖双手		1	
操作步骤 （80分）	颈强直检查 （25分）	嘱患者仰卧，颈部放松，检查者在患者右侧	5	
		检查者左手托患者枕部，右手置于其前胸上部	10	
		检查者以左手力量托起患者枕部使其做屈颈动作	5	
		观察患者颈部屈曲情况：若颈肌抵抗力增强或下颌不能贴近胸前，为阳性	5	
	凯尔尼格（Kernig）征检查 （25分）	嘱患者仰卧，检查者在右侧	5	
		检查者抬起患者一侧下肢，使髋关节屈曲呈直角	5	
		将患者膝关节也屈曲呈近乎直角状态	5	
		检查者左手按住患者膝关节，右手将其小腿抬高至伸膝	5	
		正常人膝关节可伸达135°以上，若伸膝受阻、屈肌痉挛或疼痛为阳性	5	
	布鲁津斯基（Brudzinski）征检查 （25分）	嘱患者仰卧，双下肢伸直	5	
		检查者站于患者右侧	5	
		检查者右手按于患者胸前，左手托起其枕部，使患者做头部前屈动作	10	
		观察患者双髋与膝关节是否有屈曲状，若有，则为阳性	5	
	整理、记录 （5分）	洗手，记录，整理用物，分类放置	5	
综合评价 （10分）	态度严谨，程序正确，动作规范，操作熟练		5	
	护患沟通有效，解释符合临床实际，操作过程体现人文关怀		5	
总分			100	

注：从操作步骤开始计时，至洗手、记录、整理用物计时结束，操作时间为3 min，每超过15 s扣1分，提前不加分；全过程超过4 min停止操作。

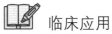 临床应用

1.发生三叉神经病变、面神经病变、周围神经损伤、脊髓损伤等疾病时,需如何进行神经系统深浅反射的评估?

2.发生脑膜炎、蛛网膜下腔出血、颅内压增高等疾病时,需如何进行脑膜刺激征的评估?

请在网络平台完成作业(习题、主题讨论、思维导图等),上传操作视频与反思。

模块三 | 基础护理技术

实践教学总体目标

正确应用护理程序,对护理对象实施生活、饮食、排泄、药物治疗、输液、输血等项目的整体护理服务。

项目与学时分配

序号	项目名称	学时分配	备注
一	铺床法	6	
二	有人床更换法	2	
三	无菌技术	6	
四	穿脱隔离衣	2	
五	口腔护理	2	
六	生命体征测量法	4	
七	鼻饲法	4	
八	酒精拭浴法	2	
九	女性患者留置导尿术	6	虚拟仿真
十	男性患者一次性导尿术	2	
十一	大量不保留灌肠	2	虚拟仿真
十二	皮内注射法	2	
十三	皮下注射法	2	

序号	项目名称	学时分配	备注
十四	肌内注射法	4	
十五	静脉注射法	2	
十六	皮试液配制技术	4	
十七	密闭式静脉输液法(含留置针使用)	8	
十八	密闭式静脉输血法	2	虚拟仿真
十九	静脉血标本采集法	2	
二十	氧气吸入法	4	
二十一	吸痰法	2	虚拟仿真
二十二	自动洗胃机洗胃法	2	
	总计	72	

任务一　● 铺床法

一、铺备用床法

情景案例：某前列腺增生症患者,好转后出院。依据患者病情,准备床单元。

任务目标

1. 熟练掌握铺备用床法。
2. 熟练应用铺床技术。

任务实施

【操作用物】

护理车、床褥、大单、棉胎、被套(系带式)、枕芯、枕套。

【操作流程与评分标准】

见表3-1。

表 3-1 铺备用床操作流程与评分标准

项目及总分		操作要点	分值
素质要求 （6 分）		报告考核项目,语言流畅,态度和蔼,面带微笑	2
		仪表大方,举止端庄,轻盈矫健	2
		服装、鞋帽整洁,着装符合要求,发不过领	2
操作前准备 （8 分）		评估环境:病室内无患者治疗或进餐,检查床无松动、损坏,床垫完好,物品清洁干燥、已消毒(口述)	3
		用物准备齐全,物品折叠规范、整齐,按使用顺序放置	3
		修剪指甲,规范洗手(七步洗手法,至少 15 s),戴口罩	2
操作步骤 （78 分）	移桌椅 （3 分）	携用物至病床旁	1
		移开床旁桌,距床边至少 20 cm,床旁椅移至合适处	2
	铺床基 （36 分）	翻转床垫	2
		对齐中线,齐床头铺平床褥	4
		正面向上打开大单,中缝与床的中线对齐	6
		先铺床头,后铺床尾,铺好床角,将大单塞于床垫下	4
		转至对侧,同法铺好床角,将大单塞于床垫下	4
		大单平、整、紧,中线正(偏斜>3 cm,扣 2 分)	4
		床角整齐、美观(每角 3 分)	12
	套被套 （30 分）	被套正面向外,中缝对齐床中线,被头对齐床头,平铺于床上	4
		拉开尾端上层,打开 1/3	2
		将棉胎放入开口处,拉棉胎上端至被头处对齐铺平	10
		整理,系带	4
		被头两角充实,与床头齐,两侧边缘向内折与床沿齐,被子尾端折于床垫下,被筒平整、无皱褶	10
	套枕套 （5 分）	将枕套套于枕芯上,四角充实,无皱褶	2
		系带	1
		枕头开口背门,平放于床头	2
	整理 （4 分）	还原床旁桌、椅,整理用物,分类放置	3
		规范洗手	1
综合评价 （8 分）		态度严谨,程序正确,动作规范,操作熟练	4
		护患沟通有效,解释符合临床实际,人文关怀恰到好处	4
总分			100

注:从操作步骤开始计时,至整理、洗手计时结束,操作时间为 6 min,每超过 15 s 扣 1 分,提前不加分;全过程超过 7 min 停止操作。

二、铺暂空床法

情景案例：某左肾囊肿患者，外出行 B 超检查。依据患者病情，为其准备床单元。

任务目标

1. 熟练掌握铺暂空床法。
2. 熟练应用铺床技术。

任务实施

【操作用物】

护理车、床褥、大单、棉胎、被套（系带式）、枕芯、枕套，必要时准备橡胶单及中单或一次性中单。

【操作流程与评分标准】

见表 3–2。

表 3–2 铺暂空床操作流程与评分标准

项目及总分		操作要点	分值
素质要求 （6 分）		报告考核项目，语言流畅，态度和蔼，面带微笑	2
		仪表大方，举止端庄，轻盈矫健	2
		服装、鞋帽整洁，着装符合要求，发不过领	2
操作前准备 （8 分）		评估环境：病室内无患者治疗或进餐，检查床无松动、损坏，床垫完好，物品清洁干燥、已消毒（口述）	3
		用物准备齐全，折叠规范、整齐，按使用顺序放置	3
		修剪指甲，规范洗手，戴口罩	2
操作步骤 （78 分）	移桌椅 （3 分）	携用物至病床旁	1
		移开床旁桌，距床边至少 20 cm，床旁椅移至合适处	2
	铺床基 （36 分）	翻转床垫	2
		对齐中线，齐床头铺平床褥	4
		正面向上铺大单，中缝与床的中线对齐	6
		先铺床头，后铺床尾，铺好床角，将大单塞于床垫下	4
		距床头约 50 cm 处铺橡胶单及中单，近侧橡胶单及中单一并塞于床垫下	4
		转至对侧，同法铺好床角，将大单、橡胶单或中单塞于床垫下	4
		大单及中单平、整、紧，中线正（偏斜>3 cm，扣 2 分），床角整齐、美观（每角 3 分）	12

续表 3-2

项目及总分		操作要点	分值
操作步骤 （78分）	套被套 （30分）	被套正面向外,平铺于床上,中缝对齐中线,被头对齐床头	4
		拉开尾端上层,打开1/3	2
		将棉胎放入开口处,拉棉胎上端至被头处对齐铺平	10
		整理,系带	4
		被头两角充实,与床头齐,两侧边缘向内折与床沿齐,盖被上段向内折1/4,再以扇形三折于床尾;或三折于床尾,使之与床尾齐	10
	套枕套 （5分）	套枕套,四角充实,无皱褶	2
		系带	1
		枕头开口背门,平放于床头	2
	整理 （4分）	还原床旁桌、椅,整理用物,分类放置	3
		规范洗手	1
综合评价 （8分）		态度严谨,程序正确,动作规范,操作熟练	4
		护患沟通有效,解释符合临床实际,人文关怀恰到好处	4
总分			100

注:从操作步骤开始计时,至整理、洗手计时结束,操作时间为 6 min,每超过 15 s 扣 1 分,提前不加分;全过程超过 7 min 停止操作。

三、铺麻醉床法

情景案例:某右侧输尿管结石患者,已被送入手术室施行右侧输尿管切开取石术。依据患者病情,为其准备床单元。

任务目标

1. 熟练掌握铺麻醉床法。

2. 熟练应用铺床技术。

任务实施

【操作用物】

1. 护理车　床褥、大单、棉胎、被套(系带式)、枕芯、枕套,另加橡胶单及中单或一次性中单各 2 条。

2. 麻醉护理盘　无菌巾内放置开口器、压舌板、舌钳、治疗碗、吸氧导管或鼻塞、吸痰导管、纱布数块。无菌巾外放置手电筒、血压计和听诊器、护理记录单和笔、治疗巾、弯盘等。必要时准备心电监护仪。

3.根据患者情况准备抢救用物。

【操作流程与评分标准】

见表3-3。

表3-3 铺麻醉床操作流程与评分标准

项目及总分		操作要点	分值
素质要求 (6分)		报告考核项目,语言流畅,态度和蔼,面带微笑	2
		仪表大方,举止端庄,轻盈矫健	2
		服装、鞋帽整洁,着装符合要求,发不过领	2
操作前准备 (8分)		评估环境:病室内无患者治疗或进餐,检查床无松动、损坏,床垫完好,物品清洁干燥、已消毒(口述)	3
		用物准备齐全,物品折叠规范、整齐,按使用顺序放置	3
		修剪指甲,规范洗手,戴口罩	2
操作步骤 (78分)	移桌椅 (3分)	携用物至病床旁	2
		移开床旁桌,距床边至少20 cm,床旁椅移至合适处	4
	铺床基 (36分)	翻转床垫	2
		对齐中线,齐床头铺平床褥	4
		正面向上铺大单,中缝与床的中线对齐	6
		先铺床头,后铺床尾,铺好床角,将大单塞于床垫下	4
		根据需要距床头50 cm处铺橡胶单及中单,根据需要,齐床头或床尾铺另一橡胶单及中单,近侧橡胶单及中单一并塞于床垫下	4
		转至对侧,同法铺好床角,将大单、橡胶单及中单塞于床垫下	4
		大单及中单平、整、紧,中线正(偏斜>3 cm,扣2分);床角整齐、美观(每角3分)	12
	套被套 (30分)	被套正面向外,中缝对齐床中线,被头对齐床头,平铺于床上	4
		拉开尾端上层,打开1/3	2
		将棉胎放入开口处,拉棉胎上端至被头处对齐铺平	10
		整理,系带	4
		被头两角充实,与床头齐,两侧边缘向内折与床沿齐,尾端向内反折与床尾齐,盖被呈扇形纵向三折,置于一侧床边	10
	套枕套 (5分)	套枕套,四角充实、无皱褶	2
		系带	1
		枕头开口端背门横立于床头	2
	整理 (4分)	还原床旁桌,床尾椅置于盖被侧,麻醉护理盘及抢救物品分类放置	3
		规范洗手	1

续表 3-3

项目及总分	操作要点	分值
综合评价	态度严谨,程序正确,动作规范,操作熟练	4
(8分)	护患沟通有效,解释符合临床实际,人文关怀恰到好处	4
总分		100

注:从操作步骤开始计时,至整理、洗手计时结束,操作时间为 6 min,每超过 15 s 扣 1 分,提前不加分;全过程超过 8 min 停止操作。

 临床应用

为麻醉术后患者铺床有哪些注意事项?

请在网络平台完成作业(习题、主题讨论、思维导图等),上传操作视频与反思。

任务二 ● 有人床更换法

情景案例:患者,王某,女性,63 岁。长期卧床,为其进行床单、被套、枕套的更换。

任务目标

熟练掌握有人床更换的操作方法。

任务实施

【操作用物】

1.护理车上层 大单 1 条、被套 1 个、枕套 1 个,中单及橡胶单,床刷和湿刷套(或扫床刷、扫床巾),必要时备 50% 酒精 1 瓶和清洁衣裤 1 套。

2.护理车下层 便盆、便盆巾、医疗垃圾桶。

【操作流程与评分标准】

见表 3-4。

表 3-4 有人床更换操作流程与评分标准

项目及总分	操作要点		分值	语言沟通(参考)
素质要求 (6分)	报告考核项目,语言流畅,态度和蔼,面带微笑		2	
	仪表大方,举止端庄,轻盈矫健		2	
	服装、鞋帽整洁,着装符合要求,发不过领		2	
操作前准备 (8分)	解释该项操作的相关事项,征得患者同意,使之愿意合作		2	王某,您好,我叫××,您现在不方便下床,我为您更换干净的床单好吗?这样您躺着也会舒适许多
	评估环境:调好室温,关好门窗,确认病室内无其他患者治疗、进餐等(口述)		2	
	用物准备齐全,物品折叠规范、整齐,放置顺序正确,置于护理车上,摆放合理美观		2	
	修剪指甲,规范洗手,戴口罩		2	
操作步骤 (76分)	移开桌椅 (11分)	携用物至病床旁,用屏风或床帘遮挡患者,保护隐私	2	• 王某,请躺好,我现在将床摇平,请问您需要方便吗? • 我协助您翻身到对侧,请您抓住床栏,稍微用力
		移开床旁桌,距床边至少20 cm,移椅于床旁桌边,护理车放于床尾正中	2	
		放平床头和膝下支架(依病情而定),放下床栏,妥善固定各种管道,按需给予便盆	4	
		松开被服,拉起对侧床栏,将枕头移向对侧,并协助患者侧卧(背向护士)	3	
	整理近侧床单 (18分)	从床头至床尾松开近侧各层床单	1	王某,这边已经整理好了,请慢慢躺平
		上卷中单至床中线处,塞于患者身下	1	
		清扫橡胶单,然后将橡胶单搭于患者身上	2	
		将大单污染面向内翻卷至床中线处,塞于患者身下,扫净床褥	3	
		将清洁大单中线与床中线对齐,对侧大单内折后卷至床中线塞于患者身下,按铺床法铺好近侧大单	6	
		放下橡胶单,铺清洁中单于橡胶单上,卷对侧中单于患者身下,将近侧橡胶单、中单一起塞于床垫下铺好	4	
		协助患者平卧	1	

续表 3-4

项目及总分	操作要点		分值	语言沟通(参考)
操作步骤 (76分)	整理对侧 床单 (21分)	拉起近侧床栏,操作者转至对侧,放下对侧床栏	1	●王某,请您抓住床栏,我协助您侧向铺好的那边,如有不适,请告诉我 ●这边已经整理好了,请慢慢躺平
		协助患者翻身侧向铺好的一侧	1	
		松开对侧各层床单	1	
		将污中单向上卷,取出放污物袋内	1	
		扫净橡胶单,搭于患者身上	2	
		将污大单向上卷,从患者身下取出,放污物袋内	1	
		从床头至床尾扫净床褥,取下床刷套放于护理车下层,床刷放于护理车上层	4	
		自患者身下将清洁大单展开铺好	6	
		铺好橡胶中单,与中单一并拉紧塞于床垫下	2	
		移枕于床正中,协助患者平卧	2	
	整理被套 (16分)	铺清洁被套于盖被上,打开被套尾端开口	3	●王某,已经整理好床单了,请您平卧,现在开始更换您的被套 ●请您屈膝,这样我把被子折好后,您会觉得舒适些
		从污被套里取出棉胎("S"形折叠)并放于清洁被套内,将棉胎展平,系好被套尾端开口处系带	8	
		撤出污被套	2	
		折被筒,请患者屈膝,再将被尾折于床垫下	3	
	整理枕头 (3分)	一手托起患者颈部,另一手取出枕头,换枕套,将枕头拍松,整理平整,放于患者头下	3	王某,请您将头轻轻抬起来,我帮您把枕头整理一下
	安置卧位 (7分)	移回床旁桌椅,根据病情摇起床头和膝下支架	2	王某,已经全部换好了,请您好好休息,谢谢您的配合
		整理床单位,帮助患者取舒适的卧位,打开窗户	2	
		整理用物,分类放置,洗手	3	
综合评价 (10分)	态度严谨,程序正确,动作规范,操作熟练		3	
	操作手法轻稳,患者无不良感受,床单位舒适美观,未暴露患者,注意保护患者隐私		5	
	护患沟通有效,解释符合临床实际,操作过程体现人文关怀		2	
总分			100	

注:从操作步骤开始计时,至整理、洗手计时结束,操作时间为 10 min,每超过 15 s 扣 1 分,提前不加分;全过程超过 12 min 停止操作。

临床应用

如何为偏瘫卧床患者更换床单?

请在网络平台完成作业(习题、主题讨论、思维导图等),上传操作视频与反思。

任务三　◉　无菌技术

情景案例:患者,男性,23岁。因"急性阑尾炎"被收治入院,患者术后3 d需要换药。请为患者准备无菌换药盘。

任务目标

1.时刻形成无菌意识,掌握无菌操作方法。

2.保持无菌物品、无菌区域不被污染,防止一切微生物侵入机体,避免给患者带来不应有的损失和危害。

任务实施

【操作用物】

1.治疗车上层　清洁治疗盘、无菌持物钳及持物钳缸、无菌罐(内放纱布)、消毒液(安尔碘 50 mL装)、棉签(一次性小包装)、无菌包(2个,包内分别放置治疗巾和治疗碗)、无菌手套、记录卡、弯盘1个、速干手消毒剂。

2.治疗车下层　医用垃圾桶、生活垃圾桶、小桶。

【操作流程与评分标准】

见表3-5。

表 3-5 无菌技术操作考核内容及标准

项目及总分	操作要点		分值
素质要求 （6分）	报告考核项目,语言流畅,态度和蔼,面带微笑		2
	仪表大方,举止端庄,轻盈矫健		2
	服装、鞋帽整洁,着装符合要求,发不过领		2
操作前准备 （18分）	评估环境:温、湿度适宜,安静整洁,光线适中,操作台清洁干燥,符合无菌技术操作要求(口述)		2
	用物准备齐全且符合要求,摆放合理有序		2
	持物钳缸:在有效期,化学指示胶带变色均匀,包布无潮湿、无破损		3
	治疗巾包:在有效期,化学指示胶带变色均匀,包布无潮湿、无破损		3
	治疗碗包:在有效期,化学指示胶带变色均匀,包布无潮湿、无破损		3
	已开启的纱布罐:在有效期,化学指示胶带变色均匀		2
	手套:在有效期,包装完好、无漏气		2
	修剪指甲,取下腕表,规范洗手,戴口罩		1
操作步骤 （68分）	打开持物 钳包 （7分）	将治疗盘放置操作台上	1
		取出持物钳包,打开三角兜,取出持物钳缸	3
		用持物钳取出并检查化学指示卡,盖上缸盖,在化学指示胶带上注明开启日期和时间,签全名,贴于容器上,容器放于便于使用处	3
	打开无菌包, 使用无菌钳 （14分）	取出无菌治疗巾包,查看无菌包名称	1
		打开无菌包,放于清洁、干燥处,依次打开左右两角	3
		将最后一角打开,检查(口述)并取出内置化学指示卡	2
		用持物钳取出治疗巾,放于治疗盘内(不跨越无菌区)	4
		将包内剩余物品按原折痕包好,标注开包日期和时间,签全名,放置合理	4
	铺无菌盘 （21分）	将取出的治疗巾双折铺于治疗盘内	2
		上层向远端呈扇形折叠,开口边向外	2
		取出无菌治疗碗包,查看无菌包名称	1
		一次开包法打开无菌治疗碗包,将无菌治疗碗放于无菌盘内	4
		打开无菌纱布缸,取出无菌纱布,放于无菌治疗碗内	6
		覆盖上层治疗巾边缘对齐,开口处向上折2次,两侧边缘向下折1次	4
		注明盘的名称、铺盘日期和时间,签全名,放于操作台上或治疗车上层	2

续表 3-5

项目及总分	操作要点		分值
操作步骤 (68 分)	戴、脱无 菌手套 (22 分)	(1)戴手套	
		● 将手套袋平放于清洁干燥的操作台上并打开	2
		● 两手同时掀开手套袋开口处,分别捏住两只手套的反折部分取出手套	2
		● 将两手套5指对准,先戴一只手,再以戴好手套的手指插入另一手套的反折内面,同法戴好	4
		● 将手套的翻转处套在工作服袖外	2
		● 双手对合交叉调整手套的位置,检查手套是否有破损	2
		● 戴手套的手应保持在腰部和视线之间	2
		(2)脱手套	
		● 洗净血渍、污渍	2
		● 一手捏住另一手套腕部外面,翻转脱下,再将脱下手套的手插入另一手套内将其往下翻转脱下,或一只手脱下一半时拉另一手腕部翻转脱下	4
		● 将用过的手套放入医用垃圾袋内	2
	整理、记录 (4 分)	整理用物,用过物品按照医疗废物处理原则进行处理(口述)	2
		规范洗手,脱口罩,记录	2
综合评价 (8 分)	态度严谨,程序正确,动作规范,操作熟练		4
	无菌观念强,操作中无污染,符合无菌操作原则		4
总分			100

注:从操作步骤开始计时,至整理、洗手计时结束,操作时间为 5 min,每超过 15 s 扣 1 分,提前不加分;全过程超过 6 min 停止操作。

 临床应用

如何为压疮患者准备无菌换药盘?

请在网络平台完成作业(习题、主题讨论、思维导图等),上传操作视频与反思。

任务四 ● 穿脱隔离衣

情景案例：患者，陈某，男性，30 岁。患伤寒住院治疗。体格检查：口唇干裂，T 40 ℃，P 100 次/min。遵医嘱穿隔离衣去病房为患者进行护理操作。

任务目标

熟练掌握穿脱隔离衣的操作方法及注意事项。

任务实施

【操作用物】

隔离衣、挂衣架、速干手消毒剂。

【操作流程与评分标准】

见表 3-6。

表 3-6　穿脱隔离衣操作流程及评分标准

项目及总分		操作要点	分值
素质要求 （6分）		报告考核项目，语言流畅，态度和蔼，面带微笑	2
		仪表大方，举止端庄，轻盈矫健	2
		服装、鞋帽整洁，着装符合要求，发不过领	2
操作前准备 （10分）		评估隔离种类、隔离衣大小、有无潮湿和破损、挂放是否得当	4
		评估环境：温、湿度适宜，光线适中，符合隔离技术操作要求	2
		修剪指甲，取下腕表，卷袖过肘，规范洗手，戴口罩	4
操作步骤 （74分）	穿隔离衣 （36分）	手持衣领取下隔离衣，两手将衣领的两端向外折，使内面向自己，露出袖子内口（口述：衣领和隔离衣内面为清洁面）	4
		将左臂入袖，举起手臂，使衣袖上抖，用左手持衣领，同法穿右臂衣袖	4
		两手持衣领中央，沿着领边向后将领扣扣好，然后系好袖口	10
		自一侧衣缝顺带下 5 cm 处将隔离衣后身向前拉，看见衣边即捏住，再用同样的方法把另一边捏住，两手在背后将边缘对齐，向一侧折叠	8
		以一手按住，另一手将腰带拉至背后压住折叠处，两手交替，将腰带在背后交叉，再回到前面打一活结	8
		双手置胸前	2

续表3-6

项目及总分		操作要点	分值
操作步骤 (74分)	脱隔离衣 (34分)	操作结束,离开污染区。解腰带,在胸前打一活结	5
		再解袖口,将两袖在肘部将部分袖子塞入工作服衣袖下,露出两手和前臂	5
		规范洗手或消毒双手	3
		解开衣领	3
		一手伸另一手袖口内拉下衣袖过手,再用衣袖遮住的手在衣袖外面拉下另一手衣袖过手,双手轮换握住袖子,手臂逐渐退出	9
		一手自衣内握住肩缝,随即用另一手拉住衣领,按规定两边对齐,挂在衣架上	9
	整理 (4分)	整理用物,用过物品按照医疗废物处理原则进行处理(口述)	2
		规范洗手,脱口罩	2
综合评价 (10分)		态度严谨,程序正确,动作规范,操作熟练	5
		全过程稳、准、轻、快,操作中无污染,符合无菌操作原则	5
总分			100

注:从操作步骤开始计时,至整理、洗手计时结束,操作时间为6 min,每超过15 s扣1分,提前不加分;全过程超过7 min停止操作。

 临床应用

1.接触疑似传染病患者时穿脱隔离衣有哪些注意事项?

2.如何正确穿脱防护服?

　　请在网络平台完成作业(习题、主题讨论、思维导图等),上传操作视频与反思。

任务五　口腔护理

情景案例:患者,王某,女性。高热3 d。医嘱:0.9%氯化钠注射液口腔护理。

任务目标

1.熟练掌握口腔清洁方法及护理操作要点,保持口腔正常功能。

2.观察口腔黏膜、舌苔变化及口腔气味,提供病情变化信息。

3.保持口腔清洁、湿润,预防口腔感染等并发症。

任务实施

【操作用物】

1.治疗车上层　清洁治疗盘、治疗碗(内盛漱口液浸湿的棉球 20 个左右)、无菌棉签、弯血管钳、镊子、压舌板、弯盘、治疗巾、杯子(内盛漱口液)、吸水管、纱布、手电筒、速干手消毒剂。必要时备张口器、外用药,水杯,牙刷。

2.治疗车下层　医用垃圾桶、生活垃圾桶。

【操作流程与评分标准】

见表3-7。

表 3-7　口腔护理操作流程与评分标准

项目及总分	操作要点	分值	语言沟通(参考)
素质要求 (6分)	报告考核项目,语言流畅,态度和蔼,面带微笑	2	
	仪表大方,举止端庄,轻盈矫健	2	
	服装、鞋帽整洁,着装符合要求,发不过领	2	
操作前准备 (8分)	核对患者信息	1	● 您好,能告诉我您的名字吗? ● 王某,由于您发热,抵抗力低,为防止口腔感染,我来帮您擦洗一下口腔 ● 您需要去卫生间吗? ● 我去准备用物,请稍等
	解释该项操作的相关事项,征得患者同意,使之愿意合作	1	
	评估患者:口唇颜色及湿润度,牙石、牙垢等,牙龈有无出血,口腔黏膜有无溃烂,口腔有无异常气味,有无义齿,自理能力及合作程度	2	
	评估环境:温、湿度适宜,安静整洁,光线适中,符合要求	1	
	用物齐全且符合要求,物品摆放便于操作	1	
	修剪指甲,规范洗手,戴口罩,温暖双手	2	

续表 3-7

项目及总分		操作要点	分值	语言沟通(参考)
操作步骤 (78分)	核对解释 (3分)	携用物至患者床旁,核对床号、姓名,解释	3	王某,您准备好了吗? 现在我准备给您擦洗口腔了,我会尽量轻一点,请您配合,如有不适,请及时告诉我
	安置体位 (4分)	协助患者侧卧,或头偏向一侧,面向护士	2	王某,来,请把头转到我这边来
		铺治疗巾于患者颌下及枕上,弯盘置于口角旁	2	
	观察口腔 (9分)	湿润口唇	2	• 王某,我先帮您把嘴唇湿润一下 • 请张开口,我看一下您的口腔 • 请喝水,漱漱口
		一手持手电筒,另一手用压舌板轻轻撑开患者颊部,观察口腔情况(有活动性义齿的要取出)	3	
		协助清醒患者漱口(口述:昏迷患者禁忌漱口)	4	
	擦拭外侧 (16分)	嘱患者咬合上下牙齿,用压舌板撑开左侧颊部	2	王某,请咬合上下牙
		用弯血管钳夹取湿棉球,纵向擦洗左侧牙齿外侧面,从内向外,沿着齿缝擦向门齿	6	
		用压舌板撑开右侧颊部	2	
		用弯血管钳夹取湿棉球,纵向擦洗右侧牙齿外侧面,从内向外,沿着齿缝擦向门齿	6	
	擦拭口内 (32分)	嘱患者张口,用弯血管钳夹取湿棉球,按顺序擦洗牙齿的左上内侧面、左上咬合面、左下内侧面、左下咬合面,均由内向外擦向门齿,一个棉球擦一个部位	10	• 请张口 • 请张大口
		弧形擦洗左侧颊部	2	
		同法擦拭右侧牙齿内侧	10	
		弧形擦洗右侧颊部	2	
		用弯血管钳夹取湿棉球,从内向外,擦洗硬腭、舌面及舌下(口述:勿触及软腭及咽部,以免引起恶心)	8	
	漱口观察 (6分)	协助清醒患者吸水漱口,撤去弯盘	2	• 王某,请吸水漱口 • 请张口让我再看一下您的口腔
		擦净口周及口唇,涂抹口唇	2	
		用手电筒再次观察口腔,必要时上药、安装义齿	2	
	整理、记录 (8分)	撤去治疗巾,整理用物,分类放置	2	王某,已经帮您擦好了,您配合得很好,呼叫器在您的枕边,如有需要请及时按呼叫器
		为患者安置舒适卧位,整理床单位	4	
		洗手,记录	2	

续表 3-7

项目及总分	操作要点	分值	语言沟通（参考）
综合评价 （8 分）	态度严谨,程序正确,动作规范,操作熟练	2	
	患者口腔清洁,感觉舒适、清新	2	
	护患沟通有效,解释符合临床实际,操作过程体现人文关怀	2	
	患者口腔黏膜及牙龈无损伤	2	
总分		100	

注:从操作步骤开始计时,至整理、洗手、记录计时结束,操作时间为 5 min,每超过 15 s 扣 1 分,提前不加分;全过程超过 6 min 停止操作。

 临床应用

昏迷患者做口腔护理有哪些注意事项?

请在网络平台完成作业(习题、主题讨论、思维导图等),上传操作视频与反思。

任务六 ● 生命体征测量法

情景案例:患者,丁某,女性,23 岁。诊断为心肌炎,意识清楚。如何护理该患者?

任务目标

1. 测量、记录患者的生命体征,了解有无异常。
2. 监测生命体征变化,观察患者病情变化。

任务实施

【操作用物】

1. 治疗车上层 清洁治疗盘、已消毒的体温计、弯盘、纱布 3 块、血压计、听诊器、记录本、笔及有秒针的表、速干手消毒剂,必要时备润滑油、棉签、卫生纸、棉花。

2. 治疗车下层 医用垃圾桶、生活垃圾桶。

【操作流程与评分标准】

见表3-8。

生命体征测量

表3-8 生命体征测量操作流程与评分标准

项目及总分	操作要点		分值	语言沟通(参考)
素质要求 (6分)	报告考核项目,语言流畅,态度和蔼,面带微笑		2	
	仪表大方,举止端庄,轻盈矫健		2	
	服装、鞋帽整洁,着装符合要求,发不过领		2	
操作前准备 (8分)	核对患者信息		1	●您好,请问您叫什么名字? ●丁某,我来给您测体温、脉搏、血压 ●我去准备用物,请稍等
	解释该项操作的相关事项,征得患者同意,使之愿意合作		1	
	评估患者:病情、意识、合作程度、测温部位皮肤黏膜情况,30 min内无剧烈运动、进食、坐浴、冷热敷及强烈情绪波动,体温计、听诊器、血压计完好,肢体活动度好		2	
	评估环境:温、湿度适宜,安静整洁,光线适中,符合要求		1	
	用物准备齐全且符合要求,物品摆放便于操作且符合无菌原则		1	
	修剪指甲,规范洗手,戴口罩,温暖双手		2	
操作步骤 (78分)	体温测量法 (20分)	携用物至患者床旁,核对信息并请患者合作	4	●丁某,现在我先给您测量一下体温,好吗 ●请躺好,夹紧体温计,10 min左右我来收体温计 ●请您张口,好,请闭上嘴唇含住体温计,用鼻呼吸,不要用牙咬,不要说话,3 min后我来取出体温计 ●请躺好,不要紧张,不要动,3 min后我来取出体温计 ●您的体温是37 ℃,很正常,谢谢您的配合
		检查体温计,并将汞柱甩至35 ℃以下	2	
		●腋温测量法:协助患者取舒适卧位,解开患者衣扣,擦干患者腋下汗液,将体温计水银端置于患者腋窝深处并紧贴皮肤,嘱患者曲臂过胸夹紧体温计,7～10 min后取出 ●口温测量法:将体温计的水银端斜放于患者一侧舌下热窝,指导患者闭唇含住口表,用鼻呼吸,勿用牙咬、勿说话,3 min后取出 ●肛温测量法:协助患者侧卧、俯卧或屈膝仰卧露出肛门,用润滑剂润滑肛表水银端,将肛表轻轻插入患者肛门3～4 cm,3 min后取出 (以上3种方法任选1种,操作过程中注意人文关怀)	8	
		取出体温计后,用消毒纱布擦净,检视读数,告知患者及家属	4	
		将体温计水银柱甩至35 ℃以下,放于弯盘内	1	
		记录体温值	1	

续表 3-8

项目及总分		操作要点	分值	语言沟通(参考)
操作步骤 (78 分)	脉搏及呼吸 测量法 (24 分)	协助患者取舒适姿势,手臂轻松放于床上,腕部舒展	2	• 丁某,现在我来为您测量脉搏,请您把手臂伸出来 • 您的脉搏、呼吸很正常,谢谢您的配合
		• 以示指、中指及环指的指端按压桡动脉,力度适中,以能清晰感知脉搏搏动为宜 • 一般患者测 30 s,结果乘以 2 为脉率 • 异常脉搏测 1 min,脉搏细弱测不清时,用听诊器听心率 1 min • 绌脉者,由 2 名护士同时测量,1 人听心率,1 人测脉率,由听心率者发出开始、停止的口令,计数 1 min	8	
		测完脉搏后,护士仍保持诊脉姿势,分散患者注意力	2	
		• 视线转移到患者的胸部或腹部,观察胸部或腹部起伏情况,一起一伏为一次呼吸 • 一般患者测量 30 s,结果乘以 2 为呼吸频率 • 呼吸不规则者测量 1 min • 呼吸微弱者用少许棉花置于患者鼻孔前,观察棉花被吹动的次数,计数 1 min	8	
		记录脉搏值,单位为次/min;绌脉用"心率/脉率"方式记录	1	
		记录呼吸频率,单位为次/min,并告知患者及家属	3	
	血压测量法 (34 分)	协助患者取坐位或者仰卧位,手臂自然放松,卷袖至肩部,不要太紧,肘部伸直,掌心向上	4	• 丁某,现在我来为您测量一下血压,好吗? • 请把手伸出来,肘部伸直,掌心向上 • 您的血压正常,请您好好休息,谢谢您的配合
		放好血压计,使肱动脉的搏动点、心脏及血压计的"0"点位于同一水平面上,打开汞槽开关	4	
		驱净袖带内空气,将袖带平整地缠于上臂,下缘距肘窝 2～3 cm,松紧以能放入 1 指为宜	4	
		戴好听诊器,摸清肱动脉搏动后把听诊器的胸件放于搏动处	3	
		关闭气门,以约 4 mmHg/s 的速度缓慢打气,边打边听,直至肱动脉搏动音消失,再使汞柱上升 20～30 mmHg,然后同样的速度缓慢放气,边放边听,听到的第一声搏动音为收缩压,最后一声搏动音为舒张压	10	
		测压完毕,解开袖带,驱净袖带内空气,将血压计右倾45°,关闭汞槽开关	4	
		协助患者穿衣,取舒适卧位,整理床单位	2	
		记录:收缩压/舒张压(mmHg)	1	
		分类处理用物,洗手,绘制生命体征体温单(口述)	2	

续表 3-8

项目及总分	操作要点	分值	语言沟通(参考)
综合评价 (8分)	态度严谨,程序正确,动作规范,操作熟练	2	
	能及时鉴别异常生命体征	2	
	护患沟通有效,解释符合临床实际,操作过程体现人文关怀	2	
	记录及绘制规范	2	
总分		100	

注:从操作步骤开始计时,至整理、洗手计时结束,操作时间为 6 min,每超过 15 s 扣 1 分,提前不加分;全过程超过 8 min 停止操作。

 临床应用

如何为居家失能/失智老人测量生命体征?

> 请在网络平台完成作业(习题、主题讨论、思维导图等),上传操作视频与反思。

任务七 ● 鼻饲法

情景案例: 患者,宁某,女性,23 岁。因拒绝进食 5 d 入院。诊断为精神性厌食症。医嘱:流质食物 200 mL,鼻饲,1 次/4 h。

任务目标

通过鼻饲供给食物和药物,满足患者营养和治疗的需要,促进康复。

任务实施

【操作用物】

1. 治疗车上层

(1)插管用物:清洁治疗盘、一次性胃包、胶布、别针、听诊器、手电筒、温开水、鼻饲饮食(200 mL,温度 38~40 ℃)、速干手消毒剂。

(2)拔管用物:治疗盘、棉签、纱布、一次性手套。

2. 治疗车下层　医用垃圾桶、生活垃圾桶。

【操作流程与评分标准】

见表3-9。

鼻饲法

表3-9　鼻饲法操作流程与评分标准

项目及总分		操作要点	分值	语言沟通(参考)
素质要求 (6分)		报告考核项目,语言流畅,态度和蔼,面带微笑	2	
		仪表大方,举止端庄,轻盈矫健	2	
		服装、鞋帽整洁,着装符合要求,发不过领	2	
操作前准备 (8分)		核对患者信息,解释该项操作的相关事项,征得患者同意,使之愿意合作	2	• 您好,请问您叫什么名字? • 宁某,根据医嘱需要给您插胃管 • 我去准备用物,请稍等
		评估患者鼻腔状况(口述:鼻腔通畅,无损伤,鼻中隔无偏曲)	2	
		评估环境:温、湿度适宜,安静整洁,光线适中,符合要求	1	
		用物齐全且符合要求	1	
		修剪指甲,规范洗手,戴口罩	2	
操作步骤 (78分)	核对解释 (6分)	携用物至患者床旁,核对床号、姓名	1	宁某,您准备好了吗?现在我准备给您插管了,我会尽量轻一点,请您配合,如有不适,请及时告诉我
		告知患者配合要点	1	
		协助患者取舒适卧位	1	
		洗手	1	
		戴手套,颌下铺治疗巾	2	
	测量 (8分)	清洁鼻腔	1	宁某,我为您清洁一下鼻腔
		检查胃管是否通畅	2	
		润滑胃管前端,并测量插管长度(从前额发际至剑突,成人45~55 cm)	5	
	插管 (15分)	一手托住胃管,另一手持镊子夹住胃管前端,沿一侧鼻孔缓缓插入,至咽喉部(10~15 cm)时,嘱患者做吞咽动作,同时迅速将胃管插入所需长度	15	·宁某,请您深呼吸 ·请往下咽
	问题处理 (10分)	如插管过程中患者出现恶心,应暂停片刻,嘱患者深呼吸,做吞咽动作,随吞咽迅速将胃管插入	5	宁某,请您放松,做深呼吸
		如患者出现呛咳、呼吸困难、发绀等情况,表示误入气管,应立即拔出,休息片刻后重新插管(口述)	5	
	昏迷患者插管 (4分)	插管前应将患者头部后仰。当胃管插至会厌部时,以左手将患者头部托起,使下颌靠近胸骨柄,将胃管插入(口述)	4	

续表 3-9

项目及总分		操作要点	分值	语言沟通(参考)
操作步骤 (78分)	检查胃管 在胃内的 方法 (6分)	胃管末端接注射器抽吸,有胃液被抽出	2	
		置听诊器于患者胃部,用注射器向胃管注入 10 mL 空气,能听到气过水声	2	
		将胃管末端放入水碗内,无气体逸出(做出 1 种,另 2 种方法口述或演示)	2	
	固定 (3分)	脱手套	1	宁某,我把胃管 固定一下
		将胃管固定于鼻翼及面颊部,距末端 10 cm 处贴管道标识	2	
	注食 (8分)	每次鼻饲前,用注射器先回抽,见有胃内容物被抽出(口述)	2	宁某,我现在给您喂水、喂饭
		用注射器接胃管末端,注入少量温开水	1	
		缓慢注入流质食物或药物	4	
		最后再注入少量温开水,冲洗胃管	1	
	固定 (2分)	注食完毕,将胃管末端抬高反折,用纱布包好,用别针固定胃管于枕旁或衣服上	2	
	整理、记录 (6分)	指导患者,协助患者取舒适卧位	2	宁某,避免拉扯胃管,有不适或怀疑胃管脱出及时告知护士,谢谢您的配合
		整理床单元	2	
		洗手,记录	2	
	拔管 (10分)	核对信息,告知患者需要拔管,规范洗手,戴口罩	1	• 宁某,您可以自行进食了,现在我为您拔管 • 宁某,请您好好休息,谢谢您的配合
		将弯盘放于患者颌下,鼻饲后,胃管末端夹紧放于弯盘内,揭去胶布	2	
		用纱布包裹近鼻孔处的胃管,边拔边用纱布擦胃管,到咽喉处随患者呼气迅速拔出。拔出后将胃管放在弯盘内	3	
		协助患者漱口,清洁患者口、鼻、面部,擦净胶布痕迹	1	
		协助患者取舒适卧位	1	
		整理床单元	1	
		洗手,记录(拔管时间、患者反应)	1	

续表 3-9

项目及总分	操作要点	分值	语言沟通(参考)
综合评价 (8分)	态度严谨,程序正确,动作规范,操作熟练	4	
	护患沟通有效,解释符合临床实际,人文关怀恰到好处	4	
总分		100	

注:从操作步骤开始计时,至拔管后整理、洗手、记录计时结束,操作时间为 8 min,每超过 15 s 扣 1 分,提前不加分;全过程超过 10 min 停止操作。

📖 **临床应用**

1. 肾病综合征患者,伴有高血压、水肿、蛋白尿,因脑血管意外昏迷数日,需要为其进行鼻饲法喂养,在实施饮食护理时还需注意哪些事项?

2. 如何为居家置鼻饲患者进行饮食护理?

> 请在网络平台完成作业(习题、主题讨论、思维导图等),上传操作视频与反思。

任务八 ● 酒精拭浴法

情景案例:患者,叶某,女性,56 岁。高热中暑,T 39.8 ℃。遵医嘱给予酒精拭浴。

📋 **任务目标**

1. 正确识别中暑症状。

2. 熟练掌握酒精拭浴的方法、注意事项。

⏰ **任务实施**

【操作用物】

1. 治疗车上层 治疗碗内盛温度为 32 ~ 34 ℃的 25% ~ 35% 酒精 200 ~ 300 mL、小毛巾或纱布 2 块、大毛巾、冰袋及套、热水袋(内装 60 ~ 70 ℃热水)及套、干净衣裤 1 套、速干手消毒剂。

2. 治疗车下层 医疗垃圾桶、生活垃圾桶、便盆、便盆巾。

【操作流程与评分标准】

见表 3-10。

表 3–10 酒精拭浴操作流程与评分标准

项目及总分	操作要点		分值	语言沟通(参考)
素质要求 (6分)	报告考核项目,语言流畅,态度和蔼,面带微笑		2	
	仪表大方,举止端庄,轻盈矫健		2	
	服装、鞋帽整洁,着装符合要求,发不过领		2	
操作前准备 (8分)	核对患者信息		1	●您好,请问您叫什么名字? ●叶某,根据医嘱需要进行酒精拭浴,我先看看您的皮肤,请您配合 ● 您 需 要 去 方便吗? ●我去准备用物,请稍等
	解释该项操作的目的及相关事项,征得患者同意,使之愿意合作		1	
	评估患者,全身皮肤状态及肢体活动度,询问患者有无需求并帮助解决		2	
	评估环境:温、湿度适宜,安静整洁,光线适中,符合要求,保护患者隐私		1	
	用物齐全且符合要求,物品摆放便于操作且符合无菌原则		1	
	修剪指甲,规范洗手,戴口罩		2	
操作步骤 (78分)	拭浴前准备 (20分)	携用物至患者床旁,核对床号、姓名	4	叶某,您准备好了吗? 现在我准备给您擦浴了,我会尽量轻一点,请您配合,如有不适,请及时告诉我
		告知患者配合要点	4	
		关闭门窗,调节室温,屏风遮挡	4	
		松开盖被,松解衣扣及裤带,置冰袋于患者头部,将热水袋置于足底	8	
	拭浴过程 (口述) (40分)	协助患者脱去上衣,露出一侧上肢,取仰卧位,下垫大毛巾,将拧至半干的小毛巾缠在手上呈手套式,以离心方向进行拍拭,2 块小毛巾交替使用,自颈部(侧面)沿上臂外侧擦至手背,自侧胸部经腋窝沿上臂内侧至手心,用大毛巾擦干皮肤	8	叶某,在擦浴过程中,如果疼痛或有心慌等情况,请及时告知我
		协助患者翻身侧卧,背向护士,下垫大毛巾,分左、中、右三部拍拭背部(自颈下至臀部),再用大毛巾擦干,全背共擦拭 3 min	6	
		以同法拍拭另一侧上肢,每侧上肢各擦拭 3 min	6	
		擦拭完毕,协助患者穿好上衣、脱去裤子,露出患者一侧下肢,下垫大毛巾,自髋部沿大腿外侧擦至足背,自腹股沟经腿内侧拍至踝部,自股下经腘窝擦至足跟,用大毛巾擦干皮肤,以同法拍拭另一侧下肢,每侧下肢擦拭 3 min	12	
		穿好裤子,撤去热水袋,整理床单位,收拾用物	8	

续表 3-10

项目及总分		操作要点	分值	语言沟通(参考)
操作步骤 (78 分)	整理、记录 (18 分)	整理用物,分类放置,洗手	8	叶某,今天的治疗结束了,您有什么不舒服吗?注意先不要去掉冰袋,呼叫器在您枕旁,如有不适,请及时按铃,30 min 后我来测量体温,请您好好休息,谢谢您的配合
		确认患者无其他需要,交代注意事项	2	
		观察记录:观察局部皮肤变化,30 min 后测量体温并记录在体温单。体温降至 39 ℃ 以下,可取下头部冰袋(口述)	8	
综合评价 (8 分)		态度严谨,程序正确,动作规范,操作熟练	2	
		患者体温下降,安全舒适	2	
		护患沟通有效,解释符合临床实际,操作过程体现人文关怀	4	
总分			100	

注:从操作步骤开始计时,至观察记录计时结束,操作时间为 8 min,每超过 15 s 扣 1 分,提前不加分;全过程超过 10 min 停止操作。

 临床应用

1. 为高热患者酒精拭浴有哪些注意事项?
2. 如何为居家高热老人做降温处理?

请在网络平台完成作业(习题、主题讨论、思维导图等),上传操作视频与反思。

任务九　● 女性患者留置导尿术

情景案例:患者,谭某,女性,42 岁。因患子宫肌瘤,需行子宫切除术。医嘱:术前留置导尿。

任务目标

掌握留置导尿术的适应证、操作方法及注意事项。

任务实施

【操作用物】

1. 治疗车上层

（1）导尿包用物：①无菌外阴消毒包用物，包括弯盘、治疗碗（内放消毒液棉球）、血管钳或平镊 1 把、单只左手套。②导尿用物，包括手套 1 双、孔巾、消毒液棉球、润滑液棉球、纱布 2 块、血管钳或平镊 2 把、气囊导尿管、10 mL 无菌生理盐水的注射器 1 个、集尿袋、托盘 2 个。

（2）其他：清洁治疗盘、垫巾、弯盘、速干手消毒剂。

2. 治疗车下层 医用垃圾桶、生活垃圾桶、便盆、便盆巾。

【操作流程与评分标准】

见表 3-11。

留置导尿术

表 3-11 女性患者留置导尿操作流程与评分标准

项目及总分	操作要点		分值	语言沟通（参考）
素质要求 （6分）	报告考核项目，语言流畅，态度和蔼，面带微笑		2	
	仪表大方，举止端庄，轻盈矫健		2	
	服装、鞋帽整洁，着装符合要求，发不过领		2	
操作前准备 （10分）	核对患者信息，解释该项操作的相关事项，征得患者同意，使之愿意合作		2	• 您好，请问您叫什么名字？ • 谭某，根据医嘱需要为您进行术前留置导尿 • 请您先用温水清洗一下外阴，我去准备用物，请稍等
	评估患者膀胱充盈度		2	
	协助或要求患者清洗外阴		2	
	评估环境：温、湿度适宜，安静整洁，光线适中，符合要求，保护患者隐私		1	
	用物齐全且符合要求，物品摆放便于操作且符合无菌原则		1	
	修剪指甲，规范洗手，戴口罩		2	
操作步骤 （78分）	核对、解释 （5分）	携用物至患者床旁，核对床号、姓名	2	谭某，您洗好外阴了吗？现在我准备开始了，我会尽量轻一点，请您配合，如有不适，请及时告诉我
		告知患者配合要点	2	
		关闭门窗，屏风遮挡患者	1	

续表 3-11

项目及总分	操作要点		分值	语言沟通(参考)
操作步骤 (78分)	安置体位 (4分)	松床尾盖被,脱对侧裤腿,盖近侧腿上,对侧腿用盖被盖上	2	谭某,我帮您脱去一侧裤腿。请您屈膝,双腿略向外
		协助患者取屈膝仰卧位,双腿略外展,暴露外阴	2	
	垫巾 (3分)	铺垫巾于患者臀下	2	谭某,请您抬一下臀部
		快速洗手	1	
	初步消毒 (15分)	打开导尿包,取出初次消毒用物。置托盘于外阴处,戴手套	2	谭某,我现在给您消毒,稍微有点凉,请忍耐一下
		进行初步消毒(自上而下、由外向内):用持物钳夹取棉球消毒阴阜、大阴唇,分开大阴唇并固定小阴唇,暴露尿道口,消毒小阴唇、尿道口至肛门	12	
		撤去用物,脱手套,放入医疗垃圾桶	1	
	再次消毒 (28分)	在患者两腿之间打开导尿包	4	• 谭某,现在孔巾铺好了,请您暂时不要动 • 谭某,再给您消次毒
		戴无菌手套	8	
		铺孔巾,使之与导尿包形成无菌区	4	
		摆放用物,用注射器测试尿管是否通畅及球囊部是否漏气,润滑导尿管	4	
		进行第二次消毒(自上而下,由内向外再向内),消毒顺序为尿道口→小阴唇→尿道口	8	
	插管固定 (11分)	一手分开并固定小阴唇,另一手插管,插入 4~6 cm,见尿流出,再插入 7~10 cm	5	谭某,请您放松,很快就好了
		根据导尿管上注明的气囊注入等量的无菌生理盐水后,轻拉导尿管有阻力感,即证实导尿管固定于膀胱内	3	
		连接集尿袋,导尿管末端与集尿袋的引流管接头处相连,脱下手套,移开孔巾,将集尿袋的引流管用安全别针固定在床单上,开放导尿管	2	
		将集尿袋妥善固定在低于膀胱的高度	1	

续表 3-11

项目及总分	操作要点		分值	语言沟通(参考)
操作步骤 (78分)	整理、记录 (7分)	撤去用物,脱手套,将废弃物放入医疗垃圾桶内	1	• 谭某,导尿管插好了,请注意多喝水,保持导尿管的通畅,防止导尿管受压、扭曲,尿袋固定必须低于导尿管。下床活动时可以将尿袋固定在腿部。注意集尿袋不能高过耻骨水平,留尿不要超过 3/4 满。我们每日会来更换集尿袋,防止感染 • 请您好好休息,谢谢您的配合
		协助患者穿好裤子,取舒适卧位,整理床单元	1	
		交代注意事项	3	
		撤屏风,开窗通风	1	
		快速洗手,记录(留置导尿时间、患者反应等)	1	
	拔管 (5分)	核对信息,告知患者拔管	1	• 谭某,根据医嘱需要拔管,现在我为您拔管 • 谢谢您的配合
		抽出气囊内的生理盐水,拔管,放入医疗垃圾桶	1	
		协助患者取舒适卧位,询问需要;整理床单位	1	
		整理用物,分类放置	1	
		洗手,做好记录(拔管时间)	1	
综合评价 (6分)	态度严谨,程序正确,动作规范,操作熟练		2	
	无菌观念强,无污染,符合无菌操作原则		2	
	护患沟通有效,解释符合临床实际,操作过程体现人文关怀,维护患者隐私		2	
总分			100	

注:从操作步骤开始计时,至拔管、洗手、记录计时结束,操作时间为 10 min,每超过 15 s 扣 1 分,提前不加分;全过程超过 12 min 停止操作。

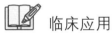 临床应用

1. 为子宫切除术后患者导尿有哪些注意事项?
2. 长期留置导尿患者膀胱功能训练的方法有哪些?

> 请在网络平台完成作业(习题、主题讨论、思维导图等),上传操作视频与反思。

任务十　男性患者一次性导尿术

情景案例:患者,池某,男性,25 岁。因"排尿异常、腰痛"入院治疗。诊断为尿路感染。医嘱:留取尿标本。

任务目标
掌握一次性导尿术的适应证、操作方法及注意事项。

任务实施

【操作用物】

1. 治疗车上层

(1)一次性无菌导尿包用物:①无菌外阴消毒包用物,包括弯盘、治疗碗(内放消毒液棉球)、血管钳或平镊 1 把、单只左手套,纱布 1 块。②导尿用物,包括手套 1 双、孔巾、消毒液棉球、润滑液棉球、纱布 2 块、血管钳或平镊 2 把、12 号及 14 号导尿管各 1 根、标本瓶 1 个、托盘 2 个。

(2)其他:清洁治疗盘、垫巾、弯盘、速干手消毒剂。

2. 治疗车下层　医用垃圾桶、生活垃圾桶,便盆、便盆巾。

【操作流程与评分标准】

见表 3-12。

表 3-12　男性患者一次性导尿术操作流程与评分标准

项目及总分	操作要点	分值	语言沟通(参考)
素质要求 (6分)	报告考核项目,语言流畅,态度和蔼,面带微笑	2	
	仪表大方,举止端庄,轻盈矫健	2	
	服装、鞋帽整洁,着装符合要求,发不过领	2	
操作前准备 (10分)	核对患者信息	1	● 您好,请问您叫什么名字? ● 池某,根据医嘱需要从您膀胱内留取尿液 ● 您现在感觉有尿吗? ● 请您先用温水清洗一下外阴,我去准备用物,请稍等
	解释该项操作的相关事项,征得患者同意,使之愿意合作	1	
	评估患者膀胱充盈度	2	
	协助或要求患者清洗外阴	2	
	评估环境:温、湿度适宜,安静整洁,光线适中,符合要求,保护患者隐私	1	
	用物齐全且符合要求,物品摆放便于操作且符合无菌原则	1	
	修剪指甲,规范洗手,戴口罩	2	

续表 3-12

项目及总分		操作要点	分值	语言沟通(参考)
操作步骤 (78分)	核对、解释 (6分)	携用物至患者床旁,核对床号、姓名	2	池某,您洗好外阴了吗?现在我准备给您导尿了,我会尽量轻一点,请您配合,如有不适,请及时告诉我
		告知患者配合要点	2	
		关闭门窗,屏风遮挡患者	1	
		移椅放便器	1	
	安置体位 (4分)	松床尾盖被,脱对侧裤腿,盖近侧腿上,对侧腿用盖被盖上	2	池某,我帮您脱去一侧裤腿。请您两腿平伸,稍分开略向外
		协助患者取仰卧位,两腿平伸、略外展,暴露外阴	2	
	垫巾 (3分)	患者臀下铺垫巾	2	池某,请您抬一下臀部
		快速洗手	1	
	初步消毒 (15分)	打开导尿包,取出初次消毒用物。置托盘于外阴处,戴手套	2	池某,我现在给您消毒,稍微有点凉
		进行初步消毒阴阜、阴茎、阴囊,持无菌纱布裹住阴茎,将包皮向后推以暴露尿道口,自尿道口向外旋转擦拭至龟头和冠状沟数次	12	
		撤去用物,脱手套,放入医疗垃圾桶	1	
	再次消毒 (28分)	在患者两腿之间打开导尿包	4	●池某,现在孔巾铺好了,请不要多动 ●再给您消次毒
		戴无菌手套	8	
		铺孔巾,使之与导尿包形成无菌区	4	
		摆放用物,润滑导尿管	4	
		一手持无菌纱布裹住阴茎并提起,使之与腹壁呈60°,将包皮向后推以暴露尿道口,自尿道口向外旋转擦拭至龟头和冠状沟数次	8	
	插管留尿标本 (10分)	一手固定阴茎,另一手插管,插入20~22 cm,见尿流出,再插入1~2 cm,固定导尿管	5	池某,请您放松,很快就好了
		导尿管末端在标本瓶上方1 cm处,留取中段尿5 mL,盖好瓶盖塞,放在治疗车弯盘内	5	
	拔管 (6分)	拔出导尿管,擦净外阴,撤去用物	2	池某,标本留好了,请您好好休息,谢谢您的配合
		脱手套,撤垫巾	2	
		将废弃物放入医疗垃圾桶内	2	
	整理、记录 (6分)	协助患者穿好裤子,取舒适卧位	2	
		整理床单元,撤去便盆,移回床旁椅,撤屏风,开窗通风	2	
		快速洗手,记录	2	

续表 3-12

项目及总分	操作要点	分值	语言沟通(参考)
综合评价 (6分)	态度严谨,程序正确,动作规范,操作熟练	2	
	无菌观念强,无污染,符合无菌操作原则	2	
	护患沟通有效,解释符合临床实际,在操作过程中保护患者隐私、维护患者尊严、体现人文关怀	2	
总分		100	

注:从操作步骤开始计时,至整理、洗手、记录计时结束,操作时间为 8 min,每超过 15 s 扣 1 分,提前不加分;全过程超过 10 min 停止操作。

 临床应用

为膀胱肿瘤患者进行膀胱化疗导尿有哪些注意事项?

请在网络平台完成作业(习题、主题讨论、思维导图等),上传操作视频与反思。

任务十一 ● 大量不保留灌肠

情景案例:患者,万某,男性,50 岁。诊断为肝硬化。便秘 5 d。医嘱:大量不保留灌肠。

任务目标
熟练掌握大量不保留灌肠的操作方法及注意事项。

任务实施
【操作用物】

1. 治疗车上层　治疗盘、灌肠筒 1 套、血管钳或夹子、弯盘、肛管、治疗巾、卫生纸、水温计、液状石蜡、无菌棉签、灌肠溶液(0.1% ~ 0.2% 肥皂水或生理盐水;液体量为成人 500 ~ 1 000 mL,小儿 200 ~ 500 mL;温度以 39 ~ 41 ℃ 为宜,降温时用 28 ~ 32 ℃,中暑患者用 4 ℃生理盐水)。

2. 治疗车下层　便盆、便盆巾、医用垃圾桶、生活垃圾桶。

3. 其他　输液架、屏风。

【操作流程与评分标准】

见表3-13。

灌肠技术

表3-13 大量不保留灌肠操作流程与评分标准

项目及总分	操作要点		分值	语言沟通(参考)
素质要求 (6分)	报告考核项目,语言流畅,态度和蔼,面带微笑		2	
	仪表大方,举止端庄,轻盈矫健		2	
	服装、鞋帽整洁,着装符合要求,发不过领		2	
操作前准备 (12分)	核对床号、姓名,解释操作的目的和注意事项,征得患者同意,使之愿意合作		4	• 您好,请问您叫什么名字? • 万某,现在根据医嘱需要为您灌肠,解除便秘,请您放松并配合我
	评估患者的病情、排便情况(口述:患者清醒,无排便)		2	
	评估环境:操作环境符合要求,保护患者隐私		2	
	用物齐全,符合操作要求		2	
	修剪指甲,规范洗手,戴口罩		2	
操作步骤 (72分)	核对、取体位 (12分)	携用物至患者床旁,核对床号、姓名	2	• 万某,请您双腿屈曲,我为您脱裤,臀部靠近床沿 • 请您抬一下臀部
		关闭门窗,屏风遮挡患者	2	
		协助患者取左侧卧位,双腿屈曲,脱裤至膝部,臀部靠近床沿	4	
		将治疗巾垫于臀下,弯盘置臀旁,盖好盖被	4	
	挂筒、排气 (10分)	挂灌肠筒于输液架上,液面距肛门40~60 cm	5	
		连接肛管放出少量溶液,排尽管内气体,用血管钳夹紧橡胶管	5	
	润滑 (2分)	用液状石蜡润滑肛管前端	2	
	插管 (11分)	一手分开臀部,暴露肛门,另一手将肛管轻轻插入直肠内7~10 cm	8	万某,我为您插管,请放松
		若插入受阻,稍停片刻,再继续插入	3	
	灌肠 (17分)	左手固定肛管,右手打开血管钳,使溶液缓缓流入,并观察反应	8	万某,您现在感觉怎么样
		如溶液流入受阻,可移动或挤压肛管,检查有无粪块阻塞	3	
		如患者有便意,嘱其做深呼吸,同时适当降低灌肠筒,减慢流速	3	
		如有心慌、气促等不适症状,立即停止灌肠,平卧	3	

续表 3-13

项目及总分		操作要点	分值	语言沟通(参考)
操作步骤 (72分)	拔管 (10分)	待溶液将要流完时,夹紧橡胶管,用卫生纸包裹肛管轻轻拔出放入弯盘内	5	• 万某,您配合得非常好 • 请您平卧,尽可能忍耐 5～10 min 后再排便
		擦净肛门	2	
		嘱患者平卧,尽可能保留 5～10 min 后再排便,以利于粪便软化	3	
	整理、记录 (10分)	协助患者穿裤子,取舒适卧位,整理床单位	2	万某,如有不适,请随时按呼叫器,请您好好休息,谢谢您的配合
		对患者进行健康教育,将呼叫器放于患者易取处	2	
		打开门窗,撤去屏风	2	
		整理用物(用物按规定分类处理)	2	
		洗手,记录	2	
综合评价 (10分)		态度严谨,程序正确,动作规范,操作熟练	5	
		护患沟通有效,解释符合临床实际,操作过程体现人文关怀	5	
总分			100	

注:从操作步骤开始计时,至整理、洗手、记录计时结束,操作时间为 7 min,每超过 15 s 扣 1 分,提前不加分;全过程超过 8 min 停止操作。

 临床应用

为便秘患者灌肠有哪些注意事项?

请在网络平台完成作业(习题、主题讨论、思维导图等),上传操作视频与反思。

任务十二 ● 皮内注射法

情景案例:患者,梁某,男性。因"发热、咳嗽"入院治疗,诊断为肺炎,拟使用青霉素抗菌治疗。医嘱:青霉素皮试。

任务目标

1.掌握皮内注射的操作方法及皮试结果的观察。

2.熟练掌握需进行皮试的药物品种、皮试的药液配比。

3.若遇突发事件(如药物过敏)有紧急处理的能力。

任务实施

【操作用物】

1. 治疗车上层　清洁治疗盘、无菌治疗巾、1 mL 注射器、针头、棉签、皮肤消毒液（75% 酒精）、注射卡、弯盘、速干手消毒剂;按医嘱备药;做青霉素过敏试验者备 0.1% 盐酸肾上腺素。

2. 治疗车下层　锐器盒、医用垃圾桶、生活垃圾桶。

【操作流程与评分标准】

见表 3-14。

皮内注射

表 3-14　皮内注射操作流程与评分标准

项目及总分	操作要点	分值	语言沟通(参考)
素质要求 （6 分）	报告考核项目,语言流畅,态度和蔼,面带微笑	2	
	仪表大方,举止端庄,轻盈矫健	2	
	服装、鞋帽整洁,着装符合要求,发不过领	2	
操作前准备 （12 分）	核对床号、姓名,询问"三史"(用药史、过敏史、家族史)	2	• 您好,请问您叫什么名字? • 梁某,根据医嘱需要给您用青霉素,以前用过青霉素类的药物吗? 过敏吗? 对其他药物或食物过敏吗? 您的家人有对青霉素过敏的吗? • 请让我看一下您的手腕 • 我一会儿会在您这里打一个皮丘,您只用按我说的做就行了。我现在去准备,请稍等
	评估患者注射部位的皮肤状况(口述:皮肤完好,无破损,无瘢痕,无硬结等)	2	
	解释操作目的和注意事项,征得患者同意,使之愿意合作	2	
	评估环境:操作环境符合无菌操作、职业防护要求	2	
	用物齐全,符合操作要求	2	
	修剪指甲,规范洗手,戴口罩	2	

续表 3-14

项目及总分		操作要点	分值	语言沟通（参考）
操作步骤 （72分）	核对、解释 （14分）	核对医嘱单、注射卡	2	·×床，梁某，青霉素皮试液，200 U/mL，1 mL，10：00 ·我现在要给您做青霉素皮试了。在操作过程中如有不适，请及时告诉我
		查对药液标签（药名、浓度、剂量、有效期）	2	
		携用物至患者床旁，核对床号、姓名	2	
		再次解释目的，取得合作	2	
		协助患者取合适卧位，并暴露注射部位	4	
		再次评估注射部位的皮肤状况（口述：皮肤完好，无破损，无瘢痕，无硬结等）	2	
	定位消毒 （6分）	确定注射部位（口述：前臂掌侧下 1/3 处）	2	
		快速洗手	2	
		75% 酒精消毒注射部位皮肤 2 遍，待干	2	
	注射 （24分）	再次核对患者及药物，检查注射器内无气泡	2	梁某，您忍耐一下，马上就好
		一手示指和拇指绷紧注射部位皮肤，另一手持注射器，针尖斜面向上	6	
		针尖斜面向上与皮肤呈 5°，刺入皮内	6	
		待针尖斜面完全刺入后，放平注射器	4	
		绷皮肤的手的拇指固定针栓，另一手推注药液 0.1 mL	6	
	拔针 （12分）	注射完毕，迅速拔针	2	梁某，您配合得非常好。20 min 之内请您不要离开病房，不要按压、揉搓、遮盖注射部位，如有不适，请及时按呼叫器
		再次核对	2	
		记录皮试时间（看表），销毁注射器	2	
		交代注意事项	6	
	整理、记录 （10分）	协助患者取舒适卧位，整理床单位	2	
		将呼叫器放于患者易取处	2	
		快速洗手，记录皮试开始时间	6	
	操作后处理 （6分）	用物按规定分类处理	2	
		洗手	2	
		20 min 后观察皮试结果（口述）	2	
综合评价 （10分）		态度严谨，程序正确，动作规范，操作熟练	2	
		无菌观念强，操作无污染，符合无菌操作原则	3	
		护患沟通有效，解释符合临床实际，操作过程体现人文关怀	3	
		注射安全顺利，患者无不适	2	
总分			100	

注：从操作步骤开始计时，至整理、洗手计时结束，操作时间为 4 min，每超过 15 s 扣 1 分，提前不加分；全过程超过 5 min 停止操作。

临床应用

1. 为出生 10 h 的新生儿进行卡介苗接种有哪些注意事项？
2. 发生青霉素过敏性休克时，如何护理？

请在网络平台完成作业(习题、主题讨论、思维导图等)，上传操作视频与反思。

任务十三 ● 皮下注射法

情景案例：患者，黄某，男性，60 岁。因糖尿病并发肾病入院治疗。医嘱：胰岛素 18 U、16 U、12 U 分别于早、中、晚餐前 30 min 皮下注射。

任务目标

1. 掌握皮下注射的适用情况。
2. 掌握皮下注射的操作步骤及注意事项。

任务实施

【操作用物】

1. 治疗车上层　治疗盘、皮肤消毒液、无菌棉签、1 mL 注射器、医嘱用药(胰岛素,冷藏)、医嘱单、注射卡、笔、弯盘、速干手消毒剂。

2. 治疗车下层　锐器盒、医用垃圾桶、生活垃圾桶。

【操作流程与评分标准】

见表 3-15。

皮下注射

表 3-15　皮下注射操作流程与评分标准

项目及总分	操作要点	分值	语言沟通(参考)
素质要求 (6分)	报告考核项目,语言流畅,态度和蔼,面带微笑	2	
	仪表大方,举止端庄,轻盈矫健	2	
	服装、鞋帽整洁,着装符合要求,发不过领	2	

续表 3-15

项目及总分	操作要点		分值	语言沟通(参考)
操作前准备 (12分)		核对床号、姓名,解释操作的目的和注意事项,征得患者同意,使之愿意合作	4	• 您好,请问您叫什么名字? • 黄某,现在根据医嘱要为您注射胰岛素,请您配合
		评估患者的病情、意识状态,对用药计划的了解、认识和合作程度,注射部位的皮肤、皮下组织状况及肢体活动能力(口述:患者清醒,肢体活动良好,注射部位皮肤完好,无瘢痕,无硬结)	2	
		评估环境:操作环境符合无菌操作、职业防护要求,必要时遮挡患者(口述)	2	
		用物齐全,符合操作要求(口述)	2	
		修剪指甲,规范洗手,戴口罩	2	
操作步骤 (72分)	核对、解释 (14)	核对医嘱单、注射卡	2	黄某,请您平卧,袖子卷起,露出上臂
		查对药液标签(药名、浓度、剂量、有效期)	2	
		携用物至患者床旁,核对床号、姓名	4	
		协助患者取合适卧位,并暴露注射部位	4	
		再次评估注射部位的皮肤状况(口述:注射部位皮肤完整,无硬结,无瘢痕)	2	
	定位消毒 (16分)	确定注射部位(可选部位:上臂三角肌下缘、两侧腹壁、后背、大腿前侧和外侧)	10	
		洗手	2	
		消毒注射部位皮肤,待干	4	
	注射 (24分)	再次核对	2	黄某,您自己会打胰岛素吗?
		注射器内无气泡	4	
		一手示指和拇指绷紧注射部位皮肤(若患者过于消瘦,可捏起局部组织),另一手持注射器,示指固定针栓,针尖斜面朝上	6	
		皮下注射时针尖斜面与皮肤呈30°~40°,快速刺入针梗的1/2~2/3	6	
		松开左手,抽吸活塞无回血时缓慢注入药物,观察患者有无不适	6	
	拔针 (8分)	注射完毕,以干无菌棉签轻放于进针点处,迅速拔针	2	黄某,您配合得非常好,现在感觉怎么样?
		按压片刻,分离注射器	2	
		再次核对	2	
		询问患者需要	2	

续表 3-15

项目及总分	操作要点		分值	语言沟通(参考)
操作步骤 (72分)	整理、记录 (10分)	协助患者拉下衣袖,取舒适卧位,整理床单位	2	黄某,如有不适,请随时按呼叫器,请您好好休息,谢谢您的配合
		对患者进行健康教育,将呼叫器放于患者易取处	4	
		整理用物(用物按规定分类处理)	2	
		洗手,记录	2	
综合评价 (10分)	态度严谨,程序正确,动作规范,操作熟练		2	
	无菌观念强,无污染,符合无菌操作原则		2	
	护患沟通有效,解释符合临床实际,操作过程体现人文关怀		2	
	注射安全顺利,患者无不适		4	
总分			100	

注:从操作步骤开始计时,至整理、洗手、记录计时结束,操作时间为 5 min,每超过 15 s 扣 1 分,提前不加分;全过程超过 6 min 停止操作。

 临床应用

1.为糖尿病患者皮下注射胰岛素有哪些注意事项?

2.在家庭照护中如何教会患者自己注射胰岛素?

请在网络平台完成作业(习题、主题讨论、思维导图等),上传操作视频与反思。

任务十四 ● 肌内注射法

情景案例:患者,林某,男性,因"恶心、呕吐 1 d"入院治疗。医嘱:甲氧氯普胺 10 mg,肌内注射。

任务目标

1.掌握肌内注射的常用部位。

2.掌握肌内注射的操作方法及注意事项。

3.了解肌内注射的意义。

⏰ 任务实施

【操作用物】

1.治疗车上层　治疗盘、皮肤消毒液、无菌棉签、无菌纱布、5 mL注射器、医嘱用药（甲氧氯普胺）、医嘱单、注射卡、笔、弯盘、速干手消毒剂。

2.治疗车下层　锐器盒、医用垃圾桶、生活垃圾桶。

【操作流程与评分标准】

见表3-16。

肌内注射

表3-16　肌内注射操作流程与评分标准

项目及总分	操作要点		分值	语言沟通（参考）
素质要求 （6分）	报告考核项目,语言流畅,态度和蔼,面带微笑		2	
	仪表大方,举止端庄,轻盈矫健		2	
	服装、鞋帽整洁,着装符合要求,发不过领		2	
操作前准备 （12分）	核对床号、姓名,解释操作的目的和注意事项,征得患者同意,使之愿意合作		4	● 您好,请问您叫什么名字? ● 林某,现在根据医嘱要为您注射甲氧氯普胺,减轻您的胃部不适,请您配合
	评估患者的病情、意识状态,注射部位的皮肤、肌肉组织状况及肢体活动能力(口述:患者清醒,肢体活动良好,注射部位皮肤完好,无瘢痕,无硬结)		2	
	评估环境:操作环境符合无菌操作、职业防护要求,保护患者隐私		2	
	用物齐全,符合操作要求		2	
	修剪指甲,规范洗手,戴口罩		2	
操作步骤 （72分）	核对、解释 （14）	核对医嘱单、注射卡	2	林某,请您侧卧,上腿伸直,下腿屈曲
		查对药液标签(药名、浓度、剂量、有效期)	2	
		携用物至患者床旁,核对床号、姓名	4	
		协助患者取合适卧位,并暴露注射部位	4	
		再次评估注射部位的皮肤状况(口述:注射部位皮肤完整,无硬结,无瘢痕)	2	
	定位消毒 （16分）	确定注射部位(触摸骨性标记并口述十字法或联线法)	10	
		洗手	2	
		消毒注射部位皮肤,待干	4	

续表 3-16

项目及总分	操作要点		分值	语言沟通(参考)
操作步骤 (72 分)	注射 (24 分)	再次核对	2	林某,您昨晚睡得好吗?
		注射器内无气泡	4	
		一手示指和拇指绷紧注射部位皮肤,另一手持注射器,中指、环指固定针栓,准备注射	6	
		肌内注射针尖与皮肤呈 90°,快速刺入针梗的 1/2 ~ 2/3	6	
		松开左手,抽吸无回血时缓慢注入药物,观察患者有无不适	6	
	拔针 (8 分)	注射完毕,以干无菌棉签轻压穿刺处,迅速拔针	2	林某,您配合得非常好,现在感觉怎么样?
		按压片刻,分离注射器	2	
		再次核对	2	
		询问患者需要	2	
	整理、记录 (10 分)	协助患者穿衣服,取舒适卧位,整理床单位	2	如有不适,请随时按呼叫器,请您好好休息,谢谢您的配合
		对患者进行健康教育,将呼叫器放于患者易取处	4	
		整理用物,按规定分类处理	2	
		洗手,记录	2	
综合评价 (10 分)	态度严谨,程序正确,动作规范,操作熟练		2	
	无菌观念强,无污染,符合无菌操作原则		2	
	护患沟通有效,解释符合临床实际,操作过程体现人文关怀		2	
	注射安全顺利,患者无不适		4	
总分			100	

注:从操作步骤开始计时,至整理、洗手、记录计时结束,操作时间为 6 min,每超过 15 s 扣 1 分,提前不加分;全过程超过 8 min 停止操作。

 临床应用

为婴幼儿患者肌内注射有哪些注意事项?

请在网络平台完成作业(习题、主题讨论、思维导图等),上传操作视频与反思。

任务十五 · 静脉注射法

情景案例：患者，袁某，女性，低血糖。医嘱：50% 葡萄糖注射液 20 mL，静脉注射，立即执行。

任务目标

1. 掌握静脉注射的常用部位。
2. 掌握静脉注射的操作方法及注意事项。
3. 了解静脉注射的意义。

任务实施

【操作用物】

1. 治疗车上层　治疗盘 1 套、弯盘、砂轮（或启瓶器）、2% 碘酊、75% 酒精、无菌棉签、注射卡、按医嘱准备药液、根据药量选择注射器及 7～9 号针头或头皮针、止血带、小垫枕、胶贴、速干手消毒剂、笔。

2. 治疗车下层　锐器盒、医用垃圾桶、生活垃圾桶、小桶。

【操作流程与评分标准】

见表 3-17。

静脉注射

表 3-17　静脉注射操作流程与评分标准

项目及总分	操作要点	分值	语言沟通（参考）
素质要求 （6分）	报告考核项目，语言流畅，态度和蔼，面带微笑	2	
	仪表大方，举止端庄，轻盈矫健	2	
	服装、鞋帽整洁，着装符合要求，发不过领	2	
操作前准备 （8分）	核对患者信息	1	• 您好，请问您叫什么名字？ • 袁某，根据医嘱需要给您进行静脉注射，今天在右手输液，我先看看您手背的静脉，好吗？ • 您需要去方便吗？ • 我去准备用物，请稍等
	解释该项操作的相关事项，征得患者同意，使之愿意合作	1	
	评估患者穿刺部位的皮肤、血管状况及肢体活动度，询问患者有无需求并帮助解决	2	
	评估环境：温、湿度适宜，安静整洁，光线适中，符合要求	1	
	用物齐全且符合要求，物品摆放便于操作且符合无菌原则	1	
	修剪指甲，规范洗手，戴口罩	2	

续表 3-17

项目及总分	操作要点		分值	语言沟通(参考)
操作步骤 (74分)	核对、检查 (8分)	核对医嘱单、治疗卡,查对药液标签(药名、浓度、剂量、有效期)、患者的床号及姓名(口述)	4	
		清洁液体瓶身,检查瓶体有无裂缝、瓶口有无松动,液体有无混浊、沉淀或絮状物、变色(口述)	4	
	准备药液 (10分)	按无菌原则备好无菌盘(或用一次性治疗巾铺清洁盘)	2	
		将安瓿尖端的药液弹至体部,用75%酒精棉签消毒颈部及砂轮后,在安瓿颈部划一锯痕,重新消毒,拭去细屑,折断安瓿	3	
		检查注射器质量(包装有无破损、是否过期等),打开一次性注射器。将针头斜面与注射器刻度对准按紧,拉动活塞,检查注射器(针头有无堵塞、活塞活动情况)(口述)	3	
		将针头斜面向下放入安瓿内的液面下,抽动活塞,抽吸药物。吸毕核对无误,放在无菌盘治疗巾下,将用物按顺序置于治疗车上,快速洗手	3	
	核对、解释 (10分)	携用物至患者床旁,核对床号、姓名	3	袁某,您准备好了吗? 现在我准备给您注射了,我会尽量轻一点,请您配合,如有不适,请及时告诉我
		告知患者配合要点	3	
		协助患者取合适卧位;穿刺部位下垫治疗巾,放止血带;再次评估穿刺部位的皮肤和血管,手消毒	4	
	皮肤消毒 (4分)	在肢体下放垫枕及一次性治疗巾,常规消毒注射部位皮肤,消毒范围大于 5 cm×5 cm,待干	2	
		在穿刺部位上至少约6 cm处扎止血带,嘱患者握拳,进行第二次皮肤消毒	2	
	排气 (8分)	取一个无菌干棉签夹于一手指间。捏住无菌治疗巾包布一侧外角,轻掀治疗巾外层取出注射器	4	
		检查并排尽注射器内气体:将针头斜面向上,轻拉活塞柄,使注射器内气体聚集于注射器乳头部,再稍推活塞柄,将液体排至弯盘内	4	

续表 3-17

项目及总分		操作要点	分值	语言沟通(参考)
操作步骤 (74分)	再次核对 (4分)	注射药液前,再次核对药物、患者	4	
	静脉注射 (18分)	一手拇指绷紧静脉穿刺点下方皮肤,固定静脉,另一手持注射器,示指抵住针栓,使针尖斜面向上,与皮肤呈15°~30°由静脉上方或侧方刺入皮下,再沿静脉走向潜行刺入,见回血后,再顺静脉推进少许	6	袁某,请您握拳
		松开止血带,同时嘱患者松拳。查有无回血,见回血后,均匀缓慢注入药液	6	
		注射毕,以无菌干棉签轻压针刺处,快速拔针,并继续按压局部片刻	4	
		将针头放入锐器盒,注射器及干棉签放于医用垃圾桶内,止血带放至车下小桶	2	
	再次核对观察 (4分)	注射药液后,再次核对药物、患者(床号、姓名、药物名称、药物浓度、药物剂量、用药时间、用药方法)	2	袁某,您感觉怎么样?请您轻轻松开拳,把手打开,谢谢
		注意观察患者用药反应	2	
	整理、记录 (8分)	协助患者整理衣物,取舒适卧位;整理床单位;对患者进行健康教育,告知注意事项,并将呼叫器放于患者易取处	4	袁某,液体输注很通畅。如果注射部位有肿胀、疼痛或有心慌等情况,请及时按呼叫器,谢谢您的配合
		整理用物,分类放置,洗手,记录	4	
综合评价 (12分)		严格遵守无菌原则和查对制度,注射部位无渗出、肿胀,未发生感染	3	
		态度严谨,程序正确,动作规范,操作熟练	3	
		正确指导患者,与患者沟通合理有效,操作中体现出对患者的人文关怀,患者满意	3	
		动作轻柔,注意观察患者病情	3	
总分			100	

注:从操作步骤开始计时,至整理、洗手、记录计时结束,操作时间为 6 min,每超过 15 s 扣 1 分,提前不加分;全过程超过 8 min 停止操作。

📝 **临床应用**

为患者静脉注射造影剂有哪些注意事项?

请在网络平台完成作业(习题、主题讨论、思维导图等),上传操作视频与反思。

任务十六 ◉ 皮试液配制技术

情景案例:患者,魏某,男性。因"发热、咳嗽"入院治疗,诊断为肺炎,拟使用青霉素抗菌治疗。医嘱:青霉素皮试。

📋 **任务目标**

1.掌握皮试液配制技术。

2.了解皮试液配制的药名、浓度、剂量、意义等。

⏰ **任务实施**

【操作用物】

1.操作台 消毒液、无菌棉签、无菌纱布、砂轮、胶布、弯盘、80 万 U 青霉素 1 支、10 mL 的 0.9% 氯化钠注射液 1 支、0.1% 盐酸肾上腺素注射液、一次性 5 mL 和 1 mL 注射器各 1 支、医嘱单、注射卡。

2.治疗车 上层:治疗盘。下层:锐器盒、医用垃圾桶、生活垃圾桶。

【操作流程与评分标准】

以青霉素规格为 80 万 U 为例,配制浓度为 200 U/mL 的试验液。见表 3-18。

表 3-18　青霉素皮试液配制考核内容及标准

项目及总分	操作要点	分值
素质要求 (6分)	报告考核项目,语言流畅,态度和蔼,面带微笑	2
	仪表大方,举止端庄,轻盈矫健	2
	服装、鞋帽整洁,着装符合要求,发不过领	2

续表 3-18

项目及总分	操作要点		分值
操作前准备 (18分)	评估环境:环境安静整洁、光线适中,符合操作要求		4
	用物齐全且符合要求,查对药液(药名、浓度、剂量),检查药物有效期、批号,检查瓶体有无裂缝、瓶盖有无松动,检查液体有无混浊、沉淀或絮状物、变质等(口述),清洁药液瓶身;分别检查注射器质量(口述:包装有无破损、过期)		8
	物品摆放便于操作且符合无菌原则		2
	修剪指甲,规范洗手,戴口罩		4
操作步骤 (66分)	核对检查 (2分)	核对医嘱单、注射卡	2
	准备药液 (6分)	打开安瓿:在安瓿颈部划痕,消毒锯痕后纱布包裹折断	4
		打开青霉素瓶盖、消毒	2
	溶解药液 (10分)	衔接5 mL注射器及针头,打开注射器外包装,取出注射器	4
		抽吸0.9%氯化钠注射液4 mL,注入青霉素瓶内,抽出4 mL空气后拔针,完全溶解药液	6
	第一次稀释 (12分)	检查1 mL注射器质量(包装有无破损、过期)	4
		衔接注射器及针头,打开注射器外包装,取出注射器,保留护针帽	4
		用1 mL注射器抽取0.1 mL青霉素溶液,用0.9%氯化钠注射液稀释至1 mL,摇匀药液	4
	第二次稀释 (10分)	推至0.1 mL,用0.9%氯化钠注射液稀释至1 mL,摇匀药液	10
	第三次稀释 (10分)	推至0.1 mL,用0.9%氯化钠注射液稀释至1 mL,摇匀药液	10
	标示备用 (10分)	套上针帽、计时、核对	4
		标示:在胶布上标记配制药物、日期、时间,贴于注射器上,放于治疗车上	6
	整理 (6分)	清理用物(用物按规定处理)	4
		洗手	2
综合评价 (10分)	态度严谨,程序正确,动作规范,操作熟练		2
	无菌观念强,无污染,符合无菌操作原则		4
	药液稀释过程中未进入空气,抽吸推注剂量准确		4
总分			100

注:从操作步骤开始计时,至整理、洗手计时结束,操作时间为8 min,每超过15 s扣1分,提前不加分;全过程超过10 min停止操作。

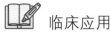 临床应用

为需做泛影葡胺造影检查的患者配制皮试液有哪些注意事项?

请在网络平台完成作业(习题、主题讨论、思维导图等),上传操作视频与反思。

任务十七 ● 密闭式静脉输液法(含留置针使用)

情景案例: 患者,张某,女性,呕吐不止。医嘱:0.9%氯化钠注射液 250 mL,静脉滴注。

任务目标

1. 了解可静脉输液的药物是否需要进行皮试及静脉输液的意义。

2. 熟练进行静脉输液及计算滴速。

3. 如遇突发情况(如药物过敏等)有紧急处理的能力。

任务实施

【操作用物】

1. 治疗车上层 清洁治疗盘,无菌治疗巾,棉签,皮肤消毒液,0.9%氯化钠注射液(250 mL)、一次性输液器 1 套、输液贴,静脉留置输液需备静脉留置针及无菌透明敷贴、稀释的肝素液、10 mL 注射器,医嘱单,输液瓶贴,输液巡视卡,笔,有秒针的表,弯盘 2 个,止血带,清洁半湿润小毛巾,一次性治疗巾,速干手消毒剂。

2. 治疗车下层 锐器盒、剪刀、小桶、医用垃圾桶、生活垃圾桶。

【操作流程与评分标准】

见表3-19。

静脉留置针
输液

表3-19 密闭式静脉输液(含留置针使用)操作流程与评分标准

项目及总分	操作要点	分值	语言沟通(参考)
素质要求 (6分)	报告考核项目,语言流畅,态度和蔼,面带微笑	2	
	仪表大方,举止端庄,轻盈矫健	2	
	服装、鞋帽整洁,着装符合要求,发不过领	2	

续表 3-19

项目及总分		操作要点	分值	语言沟通(参考)
操作前准备 (8分)		携带输液卡核对患者信息	1	● 您好,请问您叫什么名字? ● 张某,根据医嘱需要静脉输液,今天在右手输液,我先看看您手背的静脉,好吗? ● 您可以先去方便,我去准备用物,请稍等
		解释该项操作的相关事项,征得患者同意,使之愿意合作	1	
		评估患者病情、心肺功能,穿刺部位的皮肤、血管状况及肢体活动度,询问患者有无需求并帮助解决,调整输液架	2	
		评估环境:温、湿度适宜,安静整洁,光线适中,符合要求	1	
		用物齐全且符合要求,物品摆放便于操作且符合无菌原则;液体、输液器、胶贴、消毒液、棉签等均在有效期,包装完好	2	
		修剪指甲,规范洗手,戴口罩	1	
操作步骤 (78分)	核对检查 (8分)	核对(双人核对)医嘱单、输液瓶贴、输液卡、液体(口述药名、浓度、剂量、有效期、患者的床号及姓名)	4	
		清洁液体瓶身,检查注射液质量(瓶体有无裂缝,瓶盖有无松动,液体有无混浊、沉淀或絮状物、变色,挂钩是否完好)	3	
		倒贴输液瓶贴于输液瓶上	1	
	准备药液 (6分)	打开瓶盖中心,常规消毒瓶塞,待干	2	
		检查输液器及静脉留置针质量(包装有无破损、是否过期),打开输液器及静脉留置针包装,取出输液器瓶针(口述)	2	
		将针头插入瓶塞至根部,输液器袋套在药瓶上	1	
		将用物按顺序置于治疗车上	1	
	核对解释 (10分)	携用物至床旁,核对患者信息	2	张某,您准备好了吗?现在我准备给您输液了,我会尽量轻一点,请您配合
		告知患者配合要点	2	
		协助患者取合适卧位;再次评估穿刺部位的皮肤和血管,放垫巾与止血带	4	
		快速手消毒	2	
	初步排气 (10分)	再次核对输液卡、患者信息、液体;输液瓶挂于输液架上	3	
		● 密闭式:一次性排净输液管内空气,不流出液体 ● 留置针:将输液器针头插入留置针的肝素帽内,排尽套管针内的空气 ● 关闭调节器阻断液体,检查输液管内无气泡,放置妥当	7	

续表 3-19

项目及总分	操作要点		分值	语言沟通(参考)
操作步骤 (78 分)	皮肤消毒 (4 分)	• 密闭式:常规消毒注射部位皮肤,待干 • 留置针:穿刺消毒 2 次,面积 8 cm×8 cm;备输液贴或无菌透明敷贴	2	
		• 密闭式:在穿刺点上方 6 cm 处扎止血带,使尾端向上;再次消毒注射部位皮肤 • 留置针:在穿刺点上方 8~10 cm 处扎止血带,使尾端向上;再次消毒注射部位皮肤 2 次	2	
	静脉穿刺 (12 分)	再次核对;打开调节器,再排气至少量药液滴出	2	
		关闭调节器并检查针头及输液管内有无气泡,嘱患者握拳	2	张某,请您握拳
		• 密闭式:取下护针帽,一手在消毒区外绷紧皮肤、固定血管,另一手持针柄,使针头斜面向上并与皮肤呈 15°~30°进针,见回血后再将针头沿血管方向潜行少许 • 留置针:去除针套,左右转动针芯,调整针头斜面,一手绷紧皮肤,另一手持针以 15°~30°在血管上方直刺静脉,进针速度宜慢,见到回血后平行向前进针 0.2 cm(方法不对扣 3 分),持针手持针座及针翼,另一手后撤针芯约 0.5 cm,将导管与针芯全部送入血管	8	
	固定 (6 分)	• 密闭式:一手固定针柄,一手松开止血带,打开调节器,嘱患者松拳 • 留置针:穿刺成功后,左手固定针座,右手撤出针芯置于锐器盒内,松止血带和调节器,嘱患者松拳	3	张某,您感觉怎么样?请您轻轻松开拳,把手打开,谢谢
		观察液体滴入通畅、无外渗且患者无不舒适后固定 • 密闭式:用输液贴分别固定针柄、针梗和头皮针延长管 • 留置针:以穿刺点为中心用无菌透明敷贴固定留置针;将延长管"U"形固定,肝素帽要高于导管尖端且与血管平行;固定头皮针;在小胶贴上注明穿刺日期、时间、操作者(方法不对扣 2 分)	3	
	调节滴速 (8 分)	根据患者的年龄、病情和药物性质调节滴速,至少 15 滴/min(口述:一般成人 40~60 滴/min,儿童 20~40 滴/min)	4	
		再次核对(床号、姓名、药物名称、药物浓度、药物剂量、用药时间、用药方法)	2	
		填写输液时间和速度等,签名,将输液卡悬挂于输液架上	2	

续表 3-19

项目及总分		操作要点	分值	语言沟通(参考)
操作步骤 (78分)	操作后处理 (4分)	取出止血带,撤去治疗巾,整理床单位,协助患者取舒适卧位,询问需要	1	张某,液体滴入很通畅。在输液过程中不要自行调节输液速度,如果输液部位有肿胀、疼痛或有心慌等情况,请及时按呼叫器
		对患者进行健康教育,告知每分钟滴速及注意事项,并将呼叫器放于患者易取处	1	
		整理用物,手消毒	1	
		每隔15～30 min巡视病房一次(口述)	1	
	输液完毕后的处理 (10分)	核对全部液体输入完毕后,告知患者输液完毕	1	● 张某,今天的治疗结束了,现在我为您拔针 ● 您再按压一会儿就可以了,注意先不要沾到水,请您好好休息,谢谢您的配合
		● 密闭式:拔针,揭去针柄与头皮针管处输液贴,关闭调节器,将无菌棉签置于穿刺点上方,迅速拔针后按压穿刺点止血;剪掉针头并将其放于锐器盒内 ● 留置针:暂停输液时,冲管用5 mL注射器抽取肝素稀释液5 mL,接输液器针头,外拔针头至斜面留在肝素帽内,采用脉冲式冲管(推一下,停一下)。封管方法为推液时左手持延长管远端小夹子夹闭延长管(封管方法不正确扣1分),妥善固定留置针尾。停止输液时,先撕下小胶贴布,再揭开固定贴膜,将无菌棉签置于穿刺点前方,迅速拔出套管针,按压穿刺点止血	2	
		告知注意事项	1	
		取下输液瓶,清理用物(用物按规定处理)	1	
		协助患者取舒适体位,询问需要;整理床单位	2	
		手消毒,取下输液卡,填写结束输液时间、患者的反应、签名	2	
		整理用物,规范洗手	1	
综合评价 (8分)		态度严谨,程序正确,动作规范,操作熟练	2	
		无菌观念强,操作无污染,符合无菌操作原则	2	
		护患沟通有效,解释符合临床实际,操作过程体现人文关怀	2	
		滴速符合要求,输注通畅,局部无肿胀、渗漏	2	
总分			100	

注:从操作步骤开始计时,至拔针后整理、洗手计时结束,操作时间为10 s,每超过15 s扣1分,提前不加分;全过程超过12 min停止操作。静脉输液法中密闭式与留置针的操作任选一种进行考核。

临床应用

1. 为婴幼儿患者进行头皮静脉输液，有哪些注意事项？

2. 外伤大出血患者急诊入院，意识尚清，需立即建立静脉通路输注液体，应如何输液？

请在网络平台完成作业（习题、主题讨论、思维导图等），上传操作视频与反思。

任务十八　密闭式静脉输血法

情景案例： 患者，何某，女性，56 岁。因"左下肢开放性外伤并出血不止 2 h"入院。入院诊断为左下肢骨折合并大出血。经固定包扎止血后，检查血红蛋白为 58 g/L，医嘱输注红细胞悬液 2 U。已遵医嘱进行血型鉴定和交叉配血试验，取红细胞 2 U，准备输注。请为患者输血。

任务目标

1. 了解输血指征及输血目的。

2. 掌握静脉输血的操作方法及注意事项。

任务实施

【操作用物】

1. 治疗车上层　病历、医嘱、输血卡、输血标签、治疗盘、生理盐水 1 袋、输血器、输血前用药、胶布、棉签、皮肤消毒剂、弯盘、手表、速干手消毒剂。

2. 治疗车下层　锐器盒、剪刀、小桶、医用垃圾桶、生活垃圾桶。

【操作流程与评分标准】

见表 3-20。

静脉输血

表 3-20 密闭式静脉输血操作流程与评分标准

项目及总分	操作要点		分值	语言沟通(参考)
素质要求 (6分)	报告考核项目,语言流畅,态度和蔼,面带微笑		2	
	仪表大方,举止端庄,轻盈矫健		2	
	服装、鞋帽整洁,着装符合要求,发不过领		2	
操作前准备 (14分)	与另外一名护士双人核对,进行"三查八对" ●"三查":查对血液有效期、血液质量以及血液的包装是否完好无损 ●"八对":核对患者的姓名、床号、住院号、血型、交叉配血试验结果、血袋编号、血液种类、血量		8	● 您好,请问您叫什么名字? ● 何某,根据医嘱需要静脉输血,今天在右手输血,我先看看您手背的静脉,好吗? ● 您可以先去方便,我去准备用物,请稍等
	核对患者,解释输血目的,评估(患者生命体征、病情、意识状态、合作程度、心肺功能情况、输血目的、穿刺部位皮肤完整性、静脉状况、肢体情况、输血过敏史、患者对输血不良反应的了解程度)		4	
	修剪指甲,规范洗手,戴口罩		2	
操作步骤 (72分)	核对检查 (10分)	携用物至患者床旁,协助患者取舒适卧位	2	
		与另一名护士一起持病历配血报告单、医嘱执行单进行"三查八对",核对内容同上。无误后,双人在发血报告单上签名	8	
	建立静脉通道 (8分)	更换输血器,生理盐水冲管。必要时遵医嘱应用抗过敏药物	8	何某,您准备好了吗?现在我准备给您输血了,我会尽量轻一点,请您配合
	输血 (15分)	戴手套,打开血袋封口,将输血器针头从生理盐水袋上拔下	6	
		插入血液制品接头内(注意插入时血液制品要平放),缓慢将血液制品挂于输液架上,整个过程勿震荡	9	
	查对 (10分)	操作后再次双人进行"八对":核对患者的姓名、床号、住院号、血型、交叉配血试验结果、血袋编号、血液种类和血量	10	

续表 3-20

项目及总分	操作要点		分值	语言沟通(参考)
操作步骤 (72分)	调节滴速 (14分)	控制和调节输血速度,开始输入时速度宜慢(不超过20滴/min),观察15 min,如果未见不良反应,可根据医嘱、病情及年龄调节输血速度,确保在4 h内输完该血液	8	何某,您感觉怎么样?如有不适,请及时按呼叫器,谢谢您的配合
		协助患者取舒适卧位,整理床单位及用物,将呼叫器置于患者伸手可及处,洗手	2	
		告诉患者及家属有关注意事项,嘱患者输血手臂不要剧烈活动,患者不要随意调节滴速如感到不适,通知医护人员	2	
		感谢患者及家属配合	2	
	巡视观察 (5分)	输血过程中注意巡视观察患者有无输血反应(如发热反应、过敏反应、溶血反应等),在巡回卡上签名(口述)	5	
	操作后处理 (10分)	输血完毕,更换生理盐水,将输血器内血液全部输入患者体内。记录输血结束时间(口述)	4	何某,您配合得非常好。请您像我这样按压,不要揉搓,请您好好休息
		整理用物:棉签、胶布、一次性治疗巾、输血器去掉针头后放于医疗垃圾桶内;剪下的针头放入锐器盒;其他未污染物品放归原处;输血袋放入黄色医疗垃圾袋中,低温保存24 h或送至输血科(口述)	2	
		洗手,记录(口述:在护理记录单上记录输血日期、时间、血型、血液种类、血量及患者反应等)	2	
		将输血单放入患者病历夹中	2	
综合评价 (8分)	态度严谨,程序正确,动作规范,操作熟练		2	
	无菌观念强,无污染,符合无菌操作原则		2	
	护患沟通有效,解释符合临床实际,操作过程体现人文关怀		4	
总分			100	

注:从操作步骤开始计时,至整理、洗手、记录计时结束,操作时间为10 min,每超过15 s扣1分,提前不加分;全过程超过12 min停止操作。

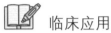 临床应用

为患者静脉输注血浆时,有哪些注意事项?

请在网络平台完成作业(习题、主题讨论、思维导图等),上传操作视频与反思。

任务十九　静脉血标本采集法

情景案例: 患者,杜某,女性,63 岁。近 1 个月出现不明原因发热,体温 37～38 ℃。厌食,进食后上腹部饱胀、恶心、乏力、消瘦。医嘱:测定肝功能。

任务目标

1. 掌握不同静脉血标本的用途。

2. 熟练掌握静脉血标本采集技术,并能为患者进行相关知识答疑。

任务实施

【操作用物】

1. 治疗车上层　治疗盘、皮肤消毒液、无菌棉签、根据检验项目准备标本容器、一次性静脉血样采集针或一次性注射器、胶布、垫枕、垫巾、止血带、临床检验报告单、无菌手套、速干手消毒剂。

2. 治疗车下层　医疗垃圾桶、生活垃圾桶、锐器盒、塑料筐。

【操作流程与评分标准】

见表 3-21。

静脉血标本
采集

表 3-21　静脉血标本采集操作流程与评分标准

项目及总分	操作要点	分值	语言沟通(参考)
素质要求 (6分)	报告考核项目,语言流畅,态度和蔼,面带微笑	2	
	仪表大方,举止端庄,轻盈矫健	2	
	服装、鞋帽整洁,着装符合要求,发不过领	2	

续表 3-21

项目及总分	操作要点		分值	语言沟通(参考)
操作前准备 (16分)		评估:患者年龄、病情、意识状态,穿刺部位有无渗出、肿胀及感染,有无出血倾向;患者对操作的认知及合作程度;检验目的、检验项目,决定采血量及是否需要特殊准备;采集静脉血标本的注意事项	5	●您好,请问您叫什么名字? ●杜某,您好,今天还恶心吗?早上吃饭了吗?喝水了吗?遵医嘱要给您检查肝功能,需要在您手臂上采集一些静脉血,请您配合 ●请让我看一下您的手臂:皮肤完好,血管粗直、弹性好 ●我现在去准备物品,请稍等
		核对:检验单、标本容器,贴化验单附联标签,按要求填写各项内容,检查标本容器是否完好	5	
		评估环境:操作环境符合无菌操作、职业防护要求	2	
		用物齐全,符合操作要求	2	
		修剪指甲,规范洗手,戴口罩	2	
操作步骤 (68分)	核对、解释 (10分)	核对床号、姓名、采血容器及检验项目,向患者或家属解释操作目的及配合方法,取得理解与合作,并协助患者取合适体位	10	●×床,杜某,肝功能检查 ●杜某,我现在要给您采血了。在操作过程中如有不适,请及时告诉我
	定位、消毒 (10分)	选择合适的穿刺静脉部位,放好止血带,评估穿刺部位皮肤与血管情况,铺垫巾,操作者进行手消毒	5	
		戴手套,在采血部位上方至少6 cm处扎止血带	3	
		常规消毒穿刺部位皮肤	2	
	穿刺采血 (20分)	再次核对后,取采血针,嘱患者握拳,针头斜面向上,与皮肤呈15°~30°刺入静脉内	10	杜某,您忍耐一下,马上就好
		见回血后胶布固定针柄,将采血针尾端直接插入真空采血管,使血液沿管壁流入管内。自动留取至所需血量后,取下真空采血管,如需继续采集,则置换另一真空采血管	10	

续表 3-21

项目及总分	操作要点		分值	语言沟通(参考)
操作步骤 (68分)	拔针按压 (16分)	按要求处理及存放好标本	2	杜某,您配合得非常好。请您像我这样按压,不要揉搓,如有不适,请按呼叫器
		采血完毕,松开止血带,嘱患者松拳	2	
		取出棉签、揭去胶布,用干棉签斜放于穿刺点上方,迅速拔出针头后按压穿刺部位至不出血	2	
		将采血针丢弃于锐器盒内,撤去垫枕、垫巾、止血带,脱手套	6	
		操作后核对,检查患者的穿刺部位,安置患者取舒适卧位,交代其注意事项	4	
	整理 (6分)	询问患者无需要后,协助患者取舒适卧位,将呼叫器放于患者易取处,整理床单位和用物	5	杜某,请您好好休息,谢谢您的配合
		快速洗手	1	
	操作后处理 (6分)	整理用物(口述:用物按规定分类处理)	2	
		规范洗手	2	
		及时将标本送检(口述)	2	
综合评价 (10分)	态度严谨,程序正确,动作规范,操作熟练		2	
	采血方法安全,符合职业防护的要求		3	
	护患沟通有效,解释符合临床实际,操作过程体现人文关怀		3	
	采血过程顺利,无意外发生,采集的血标本符合检验项目的要求		2	
总分			100	

注:从操作步骤开始计时,至整理、洗手、送检计时结束,操作时间为 7 min,每超过 15 s 扣 1 分,提前不加分;全过程超过 8 min 停止操作。

📖✏️ 临床应用

为亚急性心内膜炎患者采集静脉血标本,有哪些注意事项?

请在网络平台完成作业(习题、主题讨论、思维导图等),上传操作视频与反思。

任务二十 ● 氧气吸入法

情景案例:患者,李某,男性,65 岁。患肺炎链球菌肺炎,致呼吸困难,烦躁不安。医嘱:氧疗。

任务目标

1. 掌握不同疾病的吸氧指征、氧流量等。
2. 熟练应用氧气设备。

任务实施

【操作用物】

1. 治疗车上层

(1)用氧:中心供氧氧气表 1 套或氧气筒供氧装置 1 套(氧气筒、氧气表)、湿化瓶(一次性)、一次性吸氧导管(双腔导管)、冷开水、棉签、治疗碗(2 个)、纱布、弯盘、扳手、笔、记录卡、速干手消毒剂。

(2)停氧:治疗盘、弯盘、纱布 2 块、笔、速干手消毒剂。

2. 治疗车下层　医疗垃圾桶、生活垃圾桶。

【操作流程与评分标准】

见表 3-22。

表 3-22　双腔导管吸氧操作流程与评分标准

项目及总分	操作要点	分值	语言沟通(参考)
素质要求 (6分)	报告考核项目,语言流畅,态度和蔼,面带微笑	2	
	仪表大方,举止端庄,轻盈矫健	2	
	服装、鞋帽整洁,着装符合要求,发不过领	2	
操作前准备 (16分)	评估患者的年龄、病情、意识、缺氧程度、鼻腔情况及心理状态、活动能力等	3	• 您好,请问您叫什么名字? • 李某,您好,疾病影响了您的呼吸,现在我给您吸氧,这样您会更舒服些,请您配合 • 请稍等,我去准备
	解释该项操作的相关事项,征得患者同意,使之愿意合作	5	
	评估环境:禁止明火、避开热源,有"用氧安全"的标记	2	
	用物齐全且符合操作要求,物品摆放便于操作	4	
	修剪指甲,规范洗手,戴口罩	2	

续表 3-22

项目及总分	操作要点		分值	语言沟通(参考)
操作步骤 (70分)	安装供氧装置 (15分)	(1)中心管道供氧装置		
		●取下墙壁氧气接头上的活塞,用湿棉签擦拭气源接头内的灰尘	3	
		●接上湿化瓶(内盛蒸馏水 1/2～1/3)	3	
		●关闭氧气流量调节阀	2	
		●将氧气吸入器插入气源接头	2	
		●开流量调节阀检查各衔接部分有无漏气,是否通畅	3	
		●关流量调节阀	2	
		(2)氧气筒及氧气压力表装置		
		●卸掉氧气保护帽,打开总开关,清除灰尘,迅速关闭总开关	3	
		●将氧气表螺帽与氧气筒的螺丝接头衔接,手动初步旋紧,用扳手旋紧固定,使氧气表直立	3	
		●连接湿化瓶	2	
		●关流量调节阀,打开总开关,开流量调节阀	3	
		●检查各衔接部分有无漏气,是否通畅	2	
		●关流量调节阀	2	
	核对、解释 (5分)	携有用物至床旁,核对患者信息并解释	5	李某,您好,准备好了吗? 现在我开始为您给氧了,吸氧的时候可能会有一些不舒适,请您配合
	正确给氧 (20)	检查、清洁鼻腔	2	李某,已经为您吸上氧气了,请您注意不要自行调节氧流量,不要在氧气旁用火、用热,避免倾倒、撞击氧气筒,不可用带油的手摸氧气筒。在用氧的过程中,如果您感到鼻咽部干燥不适或胸闷、憋气,请及时告诉我,我也会定时来看您的,请您好好休息,谢谢您的配合
		取出鼻导管并连接	1	
		打开流量调节阀,检查鼻导管是否通畅,根据病情调节流量(报告实际调节的氧流量)	3	
		将氧气导管轻轻插入患者鼻腔	3	
		妥善固定氧气导管	1	
		观察氧气输出是否通畅、有无漏气,观察患者用氧后的反应(口述)	1	
		告知患者及家属安全用氧事项	2	
		快速洗手,记录用氧开始时间和流量	3	
		协助患者取舒适体位,指导患者安全用氧	3	
		观察缺氧改善情况,如呼吸、脉搏、面色、皮肤颜色等(口述)	1	

续表 3–22

项目及总分		操作要点	分值	语言沟通(参考)
操作步骤 (70分)	停氧 (15分)	携停氧治疗盘至床旁,核对、解释	4	• 李某,您现在缺氧状况改善了,可以停止用氧了,现在我来为您去除鼻导管,请您配合 • 请您好好休息,如有不适或需要请按呼叫器
		取下鼻导管,关流量调节阀,擦净患者鼻部	4	
		询问患者感觉,协助其取舒适卧位,整理床单位	4	
		快速洗手,记录停氧时间	3	
	操作后处理 (15分)	(1)中心管道供氧装置:按压锁套,退出氧气表,盖好墙壁氧气活塞;回处置室,卸湿化瓶 (2)氧气筒及氧气压力表装置:将氧气筒推至处置室,关总开关,再打开流量调节阀排尽余气,关流量调节阀;卸湿化瓶卸表,盖上氧气帽,并将其置于固定位置,根据情况挂"空"或"满"标识 (以上2种方式任选1种进行操作)	10	
		分类清理用物	2	
		规范洗手	3	
综合评价 (8分)		态度严谨,程序正确,动作规范,操作熟练	2	
		吸氧安全,缺氧情况得到有效改善,无不适	3	
		护患沟通有效,解释符合临床实际,操作过程体现人文关怀	3	
总分			100	

注:从操作步骤开始计时,至整理、洗手计时结束,操作时间为 6 min,每超过 15 s 扣 1 分,提前不加分;全过程超过 7 min 停止操作。

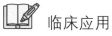 **临床应用**

1. 为慢性阻塞性肺疾病患者吸氧,有哪些注意事项?
2. 家庭制氧机在家庭氧疗中如何应用?

请在网络平台完成作业(习题、主题讨论、思维导图等),上传操作视频与反思。

任务二十一 ● 吸痰法

情景案例: 患者,林某,男性,70岁。因长期吸烟患慢性支气管炎和慢性阻塞性肺气肿,近日来咳嗽剧烈,但痰不易咳出。医嘱:吸痰。

任务目标

1. 掌握负压吸引器或中心负压吸痰装置的使用方法。
2. 掌握吸痰的护理技术。

任务实施

【操作用物】

治疗车、负压吸引器(必要时备配电盘)、清洁治疗盘、一次性吸痰管、无菌手套、治疗巾、无菌纱布、无菌生理盐水、无菌容器、速干手消毒剂、按医嘱备稀释痰液的药物、盛放消毒液瓶。

【操作流程与评分标准】

见表3-23。

吸痰法

表3-23　电动吸引器吸痰操作流程与评分标准

项目及总分	操作要点	分值	语言沟通(参考)
素质要求 (6分)	报告考核项目,语言流畅,态度和蔼,面带微笑	2	
	仪表大方,举止端庄,轻盈矫健	2	
	服装、鞋帽整洁,着装符合要求,发不过领	2	
操作前准备 (12分)	核对床号、姓名,解释操作的目的和注意事项,征得患者同意,使之愿意合作	4	您好,请问您叫什么名字?
	评估患者的病情、意识状态	2	
	评估环境:操作环境符合无菌操作、职业防护要求(口述)	2	
	用物齐全,符合操作要求(口述)	2	
	洗手,戴口罩	2	

续表 3-23

项目及总分		操作要点	分值	语言沟通(参考)
操作步骤 (72分)	核对解释 (6分)	将用物推至患者床旁,核对床号、姓名,了解患者意识状态、生命体征、吸氧流量或用氧浓度,向清醒患者说明目的,做好解释工作,取得患者配合,协助患者取舒适卧位	6	林某,您好,现在给您吸痰,减轻您的不适,请您配合
	调压检查 (8分)	接通电源,打开开关,检查吸引器的性能是否良好及连接是否正确,调节负压[一般成人 40.0～53.3 kPa(300～400 mmHg),儿童<40.0 kPa(300 mmHg)],用生理盐水试吸,检查导管是否通畅	4	
		检查患者口、鼻腔(有活动性义齿者取下);使患者头部转向一侧,面向操作者,昏迷患者用压舌板或开口器帮助张口	4	
	吸痰 (36分)	手消毒,根据患者痰液的黏稠度选择吸痰管并检查灭菌有效期,撕开外包装,一手戴无菌手套,将吸痰管抽出并盘绕在手中,开口端与吸痰器负压管连接	8	请您放松,马上就好
		用戴手套的手持吸痰管前端,另一手折叠导管末端,用生理盐水试吸通畅后,轻轻插入口咽部,然后放松导管折叠端,将口腔、咽部的分泌物吸尽	10	
		更换吸痰管,用生理盐水试吸通畅后,轻轻插至气管深部,放松导管折叠端,轻轻左右旋转,向上提拉,边吸边退,吸尽气管内分泌物;每次吸痰的时间不超过 15 s,以免缺氧	12	
		吸痰管退出后,抽吸生理盐水冲洗干净,防止分泌物堵塞吸痰管	6	
	观察 (9分)	观察气道是否通畅、患者的反应(面色、呼吸、心率、血压)以及吸出痰液的性状、量、颜色等	5	林某,您配合得非常好,现在感觉怎么样
		痰液黏稠,可配合叩击、雾化吸入,提高吸痰效率	4	
	整理、记录 (13分)	吸痰完毕,关吸引器的开关,分离吸痰管将玻璃接管置于床旁盛有消毒液的瓶内	4	如有不适,请随时按呼叫器,请您好好休息,谢谢您的配合
		脱去手套,连同吸痰管一起置于备好的医用垃圾袋内,整理用物	4	
		擦净患者面部,整理床单位,协助患者取舒适卧位,向患者或家属交待注意事项	3	
		洗手,记录	2	

续表 3-23

项目及总分	操作要点	分值	语言沟通(参考)
综合评价 (10分)	严格无菌操作,动作轻柔敏捷,吸痰时间不宜过久,负压不可过大	2	
	吸痰时注意观察患者的病情变化,若发现吸出的痰液里带新鲜血液,提示黏膜有破损,应暂停吸痰	2	
	吸痰用物应更换 1～2 次/d,吸痰导管每次更换	2	
	贮液瓶内吸出液达2/3 满时应及时倾倒	4	
总分		100	

注:从操作步骤开始计时,至整理、洗手、记录计时结束,操作时间为 6 min,每超过 15 s 扣 1 分,提前不加分;全过程超过 7 min 停止操作。

临床应用

如何为气管切开患者吸痰?

请在网络平台完成作业(习题、主题讨论、思维导图等),上传操作视频与反思。

任务二十二 ● 自动洗胃机洗胃法

情景案例:患者,林某,男性。因"误服敌百虫农药 6 h"入院治疗。医嘱:洗胃,立即执行。

任务目标

1.正确识别各种中毒等需洗胃的适应证。

2.熟练掌握自动洗胃机的操作方法及注意事项。

任务实施

【操作用物】

1.洗胃溶液、自动洗胃机及附件。

2.治疗车上层 治疗盘(内置一次性治疗巾)、液状石蜡、纱布、棉签、治疗碗、胃管、镊子、胶布、水温计、洗胃液、水桶(2 个)、手套、注射器、听诊器,必要时备开口器、压舌板、舌钳。

3. 治疗车下层　医用垃圾桶、生活垃圾桶。

【操作流程与评分标准】

见表 3-24。

洗胃法

表 3-24　自动洗胃机洗胃操作流程与评分标准

项目及总分	操作要点		分值	语言沟通(参考)
素质要求 (6分)	报告考核项目,语言流畅,态度和蔼,面带微笑		2	
	仪表大方,举止端庄,轻盈矫健		2	
	服装、鞋帽整洁,着装符合要求,发不过领		2	
操作前准备 (12分)	核对床号、姓名,解释操作的目的和注意事项,征得患者同意,使之愿意合作		2	• 您好,请问您叫什么名字? • 林某,您好,现在根据医嘱需要为您洗胃,减轻中毒症状,请您配合
	评估患者的病情、年龄、生命体征、中毒情况(时间、途径、毒物性质)、口鼻腔黏膜、食管、胃等情况,以及有无义齿等		4	
	评估环境:操作环境清洁、舒适、安静		2	
	用物齐全,符合操作要求		2	
	洗手,戴口罩		2	
操作步骤 (72分)	核对、解释 (12分)	携用物至患者床旁,核对床号、姓名,解释操作目的及注意事项	4	
		协助患者取合适卧位(清醒者取左侧卧位或坐位,昏迷者取平卧位,头部稍低,防止洗胃液流入气管)	4	林某,请您将身体侧向左侧
		检查洗胃液(口述:洗胃液温度为 25~38 ℃,量为 1 000~2 000 mL),倒入桶内	4	
	连接洗胃机并检查 (8分)	接通电源,检查洗胃机性能,调节药液流速,备用	4	
		将三根橡皮管分别和洗胃机的药管、胃管和污水管口连接,药管另一端放入洗胃桶内,污水管的另一端放入污物桶内,洗胃管与洗胃机的胃管连接。药管管口需在液面以下	4	
	插管固定 (24分)	铺治疗巾和橡胶单,取下义齿,弯盘放于口角旁,水桶放于床头下方	4	
		清洁鼻腔(从口腔插管者需检查及取下活动性义齿)	2	
		测量插管长度,做好标记	4	
		润滑胃管前端(成人 45~55 cm,即发际到剑突的距离),当胃管插至咽部(14~15 cm)时,嘱患者做吞咽动作,随后迅速插管,将胃管插入胃内	10	
		证实胃管在胃内后,胶布固定,并与洗胃机胃管相连,验证胃管在胃内的方法同见"鼻饲法"	6	

续表3-24

项目及总分	操作要点		分值	语言沟通(参考)
操作步骤 (72分)	灌液洗胃 (12分)	先按"吸"键,吸出胃内容物,若中毒药物不明,留取标本送检	2	
		再按"自动"键,开始对胃自动冲洗,待吸出的液体澄清无味时,按"停机"键,机器停止工作。洗胃过程中注意观察患者面色、脉搏、血压、呼吸等变化,如患者感到腹痛、吸出血性液体或出现休克征象,立即停止洗胃,并通知医生	6	
	拔胃管 (8分)	洗胃完毕,关闭胃管末端,揭去固定的胶布。用纱布包裹近鼻孔处的胃管,边拔边用纱布擦胃管,拔到咽喉部处时快速拔出	4	林某,您配合得非常好,现在感觉怎么样
		再次核对	2	
		询问患者需要	2	
	整理、记录 (8分)	协助患者取舒适卧位,整理床单位	2	林某,如有不适,请随时按呼叫器,请您好好休息,谢谢您的配合
		对患者进行健康教育,将呼叫器放于患者易取处	2	
		整理用物:拔出胃管,分离胃管,分别将接胃管、接水管、排水管取下,卷好,放入消毒液桶内浸泡消毒,按分类处理好其他用物	2	
		操作者脱手套,洗手,记录	2	
综合评价 (10分)	态度严谨,程序正确,动作规范,操作熟练		2	
	无菌观念强,无污染,符合无菌操作原则		2	
	护患沟通有效,解释符合临床实际,操作过程体现人文关怀		2	
	注射安全顺利,患者无不适		4	
总分			100	

注:从操作步骤开始计时,至整理、洗手、记录计时结束,操作时间为10 min,每超过15 s扣1分,提前不加分;全过程超过12 min停止操作。

临床应用

1. 为敌敌畏中毒患者洗胃有哪些注意事项?

2. 对于中毒物质不明确的患者,如何洗胃?

请在网络平台完成作业(习题、主题讨论、思维导图等),上传操作视频与反思。

模块四 外科常用护理技术

实践教学总体目标

1. 将所学手术相关护理技术初步应用于临床实践,基本完成外科医护配合和疾病护理工作。

2. 正确运用护理程序,为患者提供适合其身心需要的整体护理能力。

3. 具有良好的沟通能力,能运用不同方法为患者开展健康教育;具有良好的团队合作能力,能应对外科急症患者的抢救护理工作。

4. 具有一定的信息技术应用和先进设备的应用能力。

5. 具有批判性思维和创新意识,推动科技发展。

项目与学时分配

序号	项目名称	学时分配	备注
一	手术人员的无菌准备	4	
二	无菌器械台建立及手术区皮肤消毒与铺巾	2	
三	打结术(徒手打结)	2	
四	器械辨认、传递和器械打结	2	
五	缝合、剪线、拆线	2	
六	换药	2	
七	卷轴绷带包扎法	2	
八	前臂骨折小夹板固定技术和踝关节扭伤包扎技术	2	
九	胸腔闭式引流护理技术	2	虚拟仿真

序号	项目名称	学时分配	备注
十	胃肠减压护理技术	2	虚拟仿真
十一	结肠造口护理技术	2	
总计		24	

任务一 ● 手术人员的无菌准备

情景案例:患者,刘某,男性,23岁。因"转移性右下腹疼痛"急诊入院。诊断为急性阑尾炎。送入手术室急诊手术,手术室护士进行手术人员的无菌准备。

任务目标

1. 熟练掌握外科手术室手术人员无菌准备的必备技能,如洗手、穿脱无菌手术衣等。
2. 掌握术中配合与术后护理的程序。

任务实施

【操作用物】

1. 洗手衣裤、帽、口罩、鞋、消毒毛刷、小毛巾、洗手液、消毒液等。
2. 全遮盖式无菌手术衣、无菌手套、无菌持物钳。

【操作流程与评分标准】

见表4-1。

表4-1 外科洗手及穿脱无菌手术衣(全遮盖式)、戴脱无菌手套(闭合式)操作流程及评分标准

项目及总分	操作要点	分值
素质要求 (5分)	报告考核项目,语言流畅,态度和蔼,面带微笑	2
	仪表大方,举止端庄,轻盈矫健	2
	修剪指甲,规范洗手,戴口罩	1
操作前准备 (10分)	用物准备:齐全,放置有序、合理	4
	护士准备:更换鞋子、更换洗手衣裤(上衣扎在裤内)	2
	戴帽子(发不外露)、口罩	2
	二次更鞋(口述)	2

续表 4-1

项目及总分		操作要点	分值
操作步骤 （75 分）	刷手、冲洗、擦手 （35 分）	用洗手液和清水洗净双手和前臂	5
		取消毒手刷蘸洗手液	2
		范围：从指尖到肘上 10 cm（口述）	2
		顺序：两手臂分段左右交替刷洗，每侧手臂分为指尖到腕部、腕部到肘部及肘上 10 cm 三段，不留缝隙	6
		若需刷 2 遍及以上，中间注意更换消毒刷（口述）	2
		刷完后用清水冲洗手臂，注意指尖向上、肘向下	3
		刷和冲洗各 1 遍，约 3 min（口述）	3
		正确取小毛巾：由指尖向前臂至肘上 10 cm 方向（呈拉锯式向上）擦干手臂，擦过肘部的毛巾不可再擦手部，不可来回移动	5
		把用过的小毛巾放入污桶内	2
		擦另一手臂时换毛巾	5
	消毒 （10 分）	用浸透 0.5% 碘伏的纱布，从一侧指尖向上涂擦至肘上 6 cm	2
		同法涂擦另一侧手臂	2
		注意涂满	2
		换纱布再擦 1 遍	2
		保持拱手姿势，待干	2
	穿无菌手术衣和戴无菌手套 （25 分）	外科刷手后，取无菌手术衣，选择宽敞处，一手提起手术衣衣领并抖开，手术衣内面朝向操作者	2
		将手术衣向上轻掷的同时顺势将双手和前臂伸入衣袖内，并向前平行伸展，双手伸入袖内，手不出袖口	5
		巡回护士协助穿手术衣时不能触及穿衣者刷过的手臂，系好手术衣衣领带子	2
		隔着衣袖一手取出另一手的无菌手套，扣于该手袖口上，手套的手指向上，各手指相对	3
		放上手套的手隔着衣袖抓住手套翻折边，另一手隔着衣袖捏住另一侧翻折边，将手套翻套于袖口上，手指迅速伸入手套内	3
		再用已戴好手套的手，同法戴另一只手套	4
		解开腰间衣带的活结，一手捏住腰带，递给巡回护士，巡回护士用无菌持物钳夹住腰带的尾端，穿衣者原地自转一周，接传递过来的腰带并于腰间系好	4
		手术衣无菌区域（口述）	2
	脱手术衣和手套 （5 分）	脱下手术衣、手套	2
		分类放置	1
		整理（注：参加手术前，应用无菌生理盐水冲净手套表面的滑石粉）	2

续表 4-1

项目及总分	操作要点	分值
综合评价 （10分）	程序正确,动作优美,操作规范、熟练、贴近临床	5
	无菌观念强,时间安排合理	5
总分		100

注:从操作步骤开始计时,至整理、洗手计时结束,操作时间为 18 min,每超 30 s 扣 1 分,提前不加分;全过程超过 20 min 停止操作。

 临床应用

1. 手术人员的无菌准备,都需要哪些人员参加?
2. 手术人员进行无菌准备时,器械护士和巡回护士如何配合?

> 请在网络平台完成作业(习题、主题讨论、思维导图等),上传操作视频与反思。

任务二　无菌器械台建立及手术区皮肤消毒与铺巾

一、无菌器械台建立

情景案例:患者,韩某,男性,36 岁。急性肠梗阻手术前无菌器械台准备。

 任务目标

1. 建立无菌屏障,防止无菌手术器械及敷料被污染。
2. 加强手术器械管理,防止手术器械、敷料遗漏、遗失。
3. 时时刻刻形成无菌意识。

 任务实施

【操作用物】

清洁器械车、一次性无菌物品缝线、无菌单包、无菌器械包、无菌持物钳缸包(内包无菌持物钳缸及无菌持物钳)、无菌液体。

【操作流程与评分标准】

见表4-2。

无菌器械台
建立

表4-2　无菌器械台建立操作流程与评分标准

项目及总分	操作要点	分值
素质要求 （7分）	报告考核项目，语言流畅，态度和蔼，面带微笑	2
	仪表大方，举止端庄，轻盈矫健	2
	穿手术室工作衣，戴圆帽、口罩	3
操作前准备 （7分）	规范洗手	2
	清洁器械车，按需求选择无菌包	2
	物品齐全（如一次性无菌物品缝线、无菌单包、无菌液体等），摆放合理有序	3
操作步骤 （76分）	将器械车放于手术间合适位置（距墙≥30 cm）	8
	无菌器械包置于器械台中央	6
	检查无菌器械包名称、灭菌日期和标识、包布（或外包装）是否完整、干燥	8
	先打开无菌器械包包布一角，再打开左右两角，最后打开近身侧一角	8
	使用无菌持物钳打开内层夹巾，检查包内灭菌化学指示物	8
	用无菌持物钳夹取无菌缝线置于器械台上	6
	倒无菌液体于无菌容器中，检查液体名称、浓度、有效期、瓶口有无松动，以及液体有无混浊、沉淀、变质（不可溅湿台面）	12
	移动无菌器械车时，器械护士不可手握边栏，巡回护士不可触及下垂的手术布单	10
	无菌台上放置的无菌物品不可伸出器械台边缘以外，未经消毒的手臂不可跨越无菌区	10
综合评价 （10分）	手术布单至少4层，台面平整，物品摆放合理，四周下垂30 cm	3
	无菌观念强，操作熟练、规范	3
	无菌物品无污染	2
	无菌持物钳使用正确	2
总分		100

注：从操作步骤开始计时，至操作完毕计时结束，操作时间为12 min，每超过1 min扣1分，提前不加分；全程超过15 min停止操作。

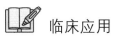 临床应用

1. 建立无菌器械台的目的是什么？

2. 特殊感染患者术中使用的器械敷料，术后的处理原则是什么？

请在网络平台完成作业(习题、主题讨论、思维导图等),上传操作视频与反思。

二、手术区皮肤消毒与铺巾

情景案例:患者,周某,男性,46 岁。急性肠梗阻手术前手术区皮肤消毒与铺巾。

任务目标

1. 正确识别手术区,有团队合作意识。
2. 能正确进行手术区皮肤消毒、铺巾的操作。

任务实施

【操作用物】

清洁器械车 2 个,腹部布类无菌包(1 个剖腹单、2 块中单、6 块治疗巾、4 把布巾钳、无菌卵圆钳和 2 个小药杯、2 个手术衣按顺序摆放),无菌手套,碘伏棉球,消毒小药缸,无菌干缸和无菌持物钳。

【操作流程与评分标准】

见表 4-3。

表 4-3　手术区皮肤消毒与铺巾操作流程及评分标准

项目及总分	操作要点	分值
素质要求 (6 分)	报告考核项目,语言流畅,态度和蔼,面带微笑	2
	仪表大方,举止端庄,轻盈矫健	2
	穿洗手衣,戴圆帽、口罩,符合要求,双手拱手姿势(手术护士)	2
操作前准备 (6 分)	(举手示意,计时开始)	
	已外科刷手,手臂自然干燥(口述)	2
	患者已麻醉,体位已摆好(口述)	2
	物品摆放有序,腹部布类无菌包干燥、整洁,在有效期内(口述)	2

续表 4-3

项目及总分	操作要点	分值
操作步骤（78分）	**消毒手术区皮肤（28分）** 在器械车上打开布类包,第一层用手打开,第二层用无菌持物钳打开,并用持物钳从包中取出一个手术衣递给手术护士,一个放在包内的物品旁边,取出无菌卵圆钳和2个小药杯递给第一助手,协助第一助手取消毒棉球(由巡回护士完成)	6
	第一助手在刷手后穿手术衣前,右手持卵圆钳(消毒钳取头低柄高位)夹住消毒纱球,浸蘸碘伏棉球、消毒纱布或棉球干湿要适中	5
	消毒范围:至少包括切口周围15 cm(腹部手术消毒范围至少要求上至乳头线,下至大腿上1/3,两侧至腋中线,包括会阴部)	5
	消毒顺序:以切口为中心,向四周划圈、划框或划双L法消毒,肛门、会阴或感染区手术方向相反;已涂过外周部位的纱布或棉球,不要再返回中心区域,术野内不留空白点	6
	消毒2遍,每遍间隔1～2 min,后一次消毒范围小于前一次;消毒完成后应将消毒物品置于指定有菌区	6
	铺无菌手术巾（32分） 手术护士穿手术衣、戴无菌手套	2
	取治疗巾展开,由近侧向前铺于升降器械台上(于手术野铺巾前后各铺1块)	4
	铺手术野(手术护士和第一助手协作)。无菌巾第1～3块治疗巾1/4折叠后折叠面正对消毒者,第4块治疗巾1/4折叠后折叠面对自己,双手持治疗巾两端,保护双手递出;第一助手接巾后分别铺在切口下方、上方、对侧、同侧,最后把手术护士递给的布巾钳夹住交角处	10
	第一助手穿手术衣、戴无菌手套	2
	中单双层横铺,切口正对治疗巾边缘(手术护士和第一助手协作),注意保护二人双手不被污染	4
	①确定剖腹单方向,有三角标志的顶角朝向头部。②剖腹单孔洞对准切口后放置。③双侧抖开布单,手不过低。④打开剖腹单,保护双手不接触非无菌物品	8
	手术巾一旦铺好不能随便移动,如需调整只能由内向外移动(口述)	2
	整理（18分） 手术完毕,撤去用物,根据污染程度确定消毒浸泡和清洗方法(口述)	2
	清洁后打包消毒,包内物品齐全,放置有序,折叠方法正确,包外平整美观、松紧得当	12
	注明无菌包的名称、灭菌日期并签名、洗手	4

续表4-3

项目及总分	操作要点	分值
综合评价 (10分)	动作轻巧、稳重、准确	2
	消毒皮肤及铺手术无菌巾顺序正确	4
	操作符合无菌原则,团队协作能力强	4
总分		100

注:从操作步骤开始计时,至整理、洗手计时结束,操作时间为18 min,每超过1 min扣1分,提前不加分;全程超过20 min停止操作。

 临床应用

患者,王某,右下腹痛2 d,伴下坠感,逐渐加重入院。体格检查:T 38 ℃,右下腹有压痛,双合诊发现右侧盆腔6 cm×4 cm肿块,触痛明显。拟经右下腹旁正中切口手术治疗。患者仰卧于手术台上。为患者进行手术区域皮肤消毒时的范围和注意事项是什么?

请在网络平台完成作业(习题、主题讨论、思维导图等),上传操作视频与反思。

任务三 ● 打结术(徒手打结)

情景案例:某手术患者缝合过程中需综合采用多种打结方法。

任务目标
能正确区分结的种类并熟练徒手打结。

任务实施
【操作用物】
线绳、打结架。
【操作流程与评分标准】
见表4-4。

表 4-4 打结术操作流程与评分标准

项目及总分		操作要点	分值
素质要求 (6分)		报告考核项目,语言流畅,态度和蔼,面带微笑	2
		仪表大方,举止端庄,轻盈矫健	2
		服装、鞋帽整洁,着装符合要求,发不过领	2
操作前准备 (4分)		(举手示意,计时开始)	
		核对患者信息	1
		用物齐全且符合要求,物品摆放有序且符合无菌原则	1
		评估环境:温、湿度适宜,安静整洁,光线适中,符合要求	1
		修剪指甲,规范洗手,戴口罩	1
操作步骤 (80分)	区分常见 外科结 (30分)	方结:由两个相反的结组成,此结较牢固,不易滑脱,在手术中最常用	6
		外科结:第一结时绕线 2 次,第二结同方结,操作复杂且第二结不易拉紧,不常用	6
		三重结:在方结的基础上,再加一个与第一结方向相同的单结,此结牢固,不易滑脱,常用于较大血管的结扎和重要组织的缝合	6
		假结(错误结):形似方结,但第二单结与第一单结方向相同,此结易滑脱	6
		滑结(错误结):打方结时,双手用力不匀或紧线方向错误,造成一根线绕着另一根线行走而易滑	6
	徒手打结 方法 (50分)	双手持绳拉紧,右手小指将右绳压下,同时将左侧放在右手中指上,右手中指透过左侧绳子将右侧绳子挑起交叉拉出系紧完成第一结,右手拇指与中指捏住绳头,示指挑起绳头放在左侧绳子上,顺势拉出系紧完成方结	30
		同第一结方法打第三结完成三重结	5
		双手持绳拉紧,右手小指将右侧绳子压下同时,将绳子交叉,右手中指挑起右侧绳头,左手拇指和中指捏住左绳头,用左手示指从右线上挑出左线,分别传出拉紧完成第一结,同方结将第二结打好完成外科结	15
综合评价 (10分)		操作熟练、规范	4
		操作台平整美观	2
		动作轻快、节力、有条不紊	2
		应变能力强	2
总分			100

注:从操作步骤开始计时,至操作完毕计时结束,操作时间为 2 min,每超过 5 s 扣 1 分,提前不加分;全程超过 3 min 停止操作。

临床应用

手术过程中如患者血管破裂需要缝合打结时,应采用哪种打结方式?

> 请在网络平台完成作业(习题、主题讨论、思维导图等),上传操作视频与反思。

任务四 ● 器械辨认、传递和器械打结

情景案例: 患者,李某,拟行手术,若你是器械护士,需要准备哪些常用手术器械,如何在手术中正确传递器械、配合医生?

任务目标

1. 对常用的手术器械能进行辨认,并熟悉常见的使用方法。
2. 能对常用手术器械进行正确传递。
3. 正确进行器械打结。
4. 遵守无菌原则,培养无菌观念。

任务实施

【操作用物】

清洁治疗盘、手术常用器械(缝针数个、医用丝线数卷、手术刀柄和刀片、组织剪和线剪、无齿镊和有齿镊、血管钳、持针器、组织钳、布巾钳、卵圆钳、肠钳、吸引器头、拉钩等)。

【操作流程与评分标准】

见表4-5。

器械打结

表4-5 器械辨认、传递和器械打结操作流程与评分标准

项目及总分	操作要点	分值
素质要求 (6分)	报告考核项目,语言流畅,态度和蔼,面带微笑	2
	仪表大方,举止端庄,轻盈矫健	2
	服装、鞋帽整洁,着装符合要求,发不过领	2

续表 4-5

项目及总分	操作要点		分值
操作前准备 (4分)	（举手示意,计时开始）		
	核对患者信息		1
	用物齐全且符合要求,物品摆放有序且符合无菌原则		1
	评估环境:温、湿度适宜,安静整洁,光线适中,符合要求		1
	修剪指甲,规范洗手,戴口罩		1
操作步骤 (80分)	器械辨认 (60分)	卵圆钳:①有齿卵圆钳,夹持敷料,传送器械,消毒手术区域皮肤;②无齿卵圆钳,夹持手术中脏器	4
		布巾钳:用于固定手术区域的布巾,还可以用于骨折时肋骨的固定	4
		手术刀:根据手术需要选配不同的型号。手术刀的装卸:安装刀片时,左手持刀柄,右手用持针器夹住刀片前端背部,使刀柄尖端两侧浅槽与刀片中孔上端狭窄部分衔接,向后拉刀片,使其根部就位。卸刀片时,夹住刀片尾端,轻轻抬起并向前推,使刀片和刀柄分离。装卸刀片时不要面向人操作,以免误伤他人	8
		手术刀的持法:①执弓势,用于较大的手术切口、皮肤、筋膜等坚韧组织的切割。②执笔势,用于精细的手术切口、浅表组织切开。③握持势,用于切割范围较大、组织坚厚、尸体解剖和骨科截肢手术。④反挑势,用于血管、神经、游离及脓肿的切开引流	8
		持针器:又称持针钳,可夹持缝针,用于缝合各种组织。方法:用持针器夹持弧形针的中后1/3处,一手拿持针器,针眼在对侧,用另一手穿线	6
		缝合针:①圆针,穿透力强,用于缝合神经、腹膜、胃肠壁、血管。②三角针,用于缝合皮肤、韧带、瘢痕等组织,但不宜用于颜面部的皮肤缝合	4
		缝线:在手术中用于缝合和结扎血管。①医用丝线:广泛用于各种组织的缝合,在体内不吸收形成异物,组织反应小。②不吸收线:锦纶线用于血管、神经核、输卵管的缝合,涤纶线用于心脏瓣膜置换、矫形外科肌腱修补、显微血管吻合术,聚丙烯线用于吻合血管、神经。③可吸收线:用聚羟基乙酸包膜的缝线,常用于肠道、胆道、肌肉、子宫腹膜等组织脏器的缝合。④医用肠线,分普通肠线和铬制肠线,均可吸收,常用于妇科及泌尿系统手术	8
		手术镊:夹持、提取组织,便于分离、剪开和缝合。①有齿镊:提取皮肤、皮下组织、筋膜等;②无齿镊:用于手术开始前探测麻醉和术后缝合皮肤	4
		剪刀:①线剪,用于剪纱布块、缝合线;②组织剪,用于解剖、分离和剪开组织	2

续表 4-5

项目及总分		操作要点	分值
操作步骤 (80分)	器械辨认 (60分)	止血钳:用于止血,分离夹持组织,钳闭引流管。①蚊式止血钳:用于精细手术的止血和分离;②直钳:用于浅部组织的止血;③弯钳:用于深部组织的止血;④有齿钳:用于夹持较厚、易滑脱的组织,也可用于切除组织的夹持	4
		组织钳(鼠齿钳):用于夹持皮肤及被切除的组织,不易滑脱。如皮瓣、筋膜和瘤体的摘除	2
		肠钳(直、弯、无齿、扁平):用于肠吻合术,分离肠内容物,也可暂时阻止胃肠壁的血流和内容物流动	2
		拉钩:牵开组织,显露深面,便于探视和操作。 ①手持拉钩:直角用于牵开腹膜,"爪"形用于牵开头皮和肌腱,"S"形用于牵开内脏。②自持拉钩:帮助术者牵引组织显露术野	4
	器械持法和传递 (8分)	钳的持法:一般右手持钳,拇指和环指分别插入两个圆环,示指和中指固定前端	2
		传递手术刀:右手握刀刃与刀柄衔接处背部,刀刃向手掌外侧,向上或向下	2
		传递直器械:传递直剪刀、血管钳、组织钳等时握钳端,递柄端即可	2
		传递弯器械:传递弯血管钳、组织剪、布巾钳等时,弯端向上向外,递出柄端	2
	器械打结 (12分)	适用范围:当线头过短或创口过深而窄,用手打结不方便时,可用持针器或血管钳打结	4
		打结方法:一般左手持左侧长线,右手将持针器于同侧放在长线上,向下以顺时针方向挑起长线,持针器夹住短线头拉出,右手向左后方,左手在上向右前方交叉拉紧完成第一结;将持针器放在长线下方,以逆时针方向绕线一周,夹住左侧的短线头并拉出,左右手分别向两侧拉紧完成第二结	6
		张力较大、重要器官的缝合最好不要应用器械打结(口述)(计时结束)	2
综合评价 (10分)		操作熟练、规范	3
		操作台平整美观	2
		动作轻快、节力、有条不紊	1
		应变能力强	2
		无菌效果好	2
总分			100

注:从操作步骤开始计时,至操作完毕计时结束,操作时间为 20 min,每超过 1 min 扣 1 分,提前不加分;全过程超过 25 min 停止操作。

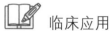 临床应用

医生手术时需要用手术刀切割组织,作为器械护士应该如何正确安装刀片并传递给医生?

请在网络平台完成作业(习题、主题讨论、思维导图等),上传操作视频与反思。

任务五 ● 缝合、剪线、拆线

情景案例:患者,秦某,男性,42岁。腹部手术需要缝合处理。

任务目标

1.掌握不同部位的组织器官的缝合、剪线、拆线方式。

2.有无菌观念和爱伤意识。

任务实施

【操作用物】

手术刀、手术剪、手术镊、血管钳、持针器、丝线、三角针、圆针、猪蹄。

【操作流程与评分标准】

见表4-6。

常见缝合方法

表4-6 缝合、剪线、拆线操作流程与评分标准

项目及总分	操作要点	分值
素质要求 (4分)	报告考核项目,语言流畅,态度和蔼,面带微笑	1
	仪表大方,举止端庄,轻盈矫健	1
	服装、鞋帽整洁,着装符合要求,发不过领	2
操作前准备 (6分)	(举手示意,计时开始)	
	核对患者信息	1
	评估患者缝合的部位和应采取的缝合方法	2
	评估环境:温、湿度适宜,安静整洁,光线适中,符合要求	1
	用物齐全且符合要求,物品摆放便于操作且符合无菌原则	1
	修剪指甲,规范洗手,戴口罩	1

续表 4-6

项目及总分		操作要点	分值
操作步骤 （80分）	单纯间断 缝合法 （20分）	（1）切开 ●切开时固定皮肤	1
		●最常用的执刀法是执弓式（口述）	2
		●正确的运刀方法：垂直下刀，水平走行，垂直出刀，用力均匀，深度一致，逐层切开	2
		（2）缝合：每缝一针单独打结，操作简单，广泛应用于皮肤、皮下组织、腱膜的缝合	
		●进针：缝合时左手执有齿镊，提起皮肤边缘，右手执持针钳，用腕臂力由外旋进，顺针的弧度垂直刺入皮肤，经皮下从对侧切口等距离垂直穿出。针距1.0~1.5 cm，边距0.5 cm为宜	2
		●拔针：可用有齿镊顺针前端的弧度外拔，同时持针器从针后部顺势前推	2
		●出针、夹针：当针要完全拔出时，阻力已很小，可松开持针器，单用镊子夹针继续外拔，持针器迅速转位再夹针体（后1/3弧处），将针完全拔出，由第一助手打结，第二助手剪线，完成缝合步骤；皮肤缝合的线结，应位于切口一边，残留线头约1 cm，以便于拆线	4
		（3）剪线：缝线提拉紧，剪刀沿线滑到线结处，向上倾斜剪断，如出血点的丝线结可留1~2 mm，皮肤线结残留线头约1 cm	2
		（4）拆线 ●方法：消毒后用镊子夹起线头，剪刀靠近皮肤侧剪断，用镊子向剪线侧拉出缝线	2
		●拆线时间：头面颈部4~5 d拆线；下腹部、会阴部6~7 d；胸部、上腹部、背部、臀部7~9 d；四肢10~12 d，近关节处可延长一些，减张缝线14 d方可拆线（口述）	3
	"8"字 缝合法 （20分）	切开方法正确	2
		器械使用正确	2
		缝合：进针、拔针、出针、夹针姿势正确。由2个间断缝合组成，缝扎牢固省时。能分清外"8"和内"8"缝合	6
		缝合边距、针距正确	3
		会应用手、持针器打结	3
		剪线方法正确	2
		拆线方法正确	2

续表 4-6

项目及总分		操作要点	分值
操作步骤 (80 分)	单纯连续 缝合法 (20 分)	切开方法正确	2
		器械使用正确	2
		缝合:进针、拔针、出针、夹针姿势正确。在第一针缝合后打结,继而用该缝线缝合整个创口,结束前一针,将重线尾拉出留在对侧,形成双线与重线尾打结	6
		缝合边距、针距正确	3
		会应用手、持针器打结	3
		剪线方法正确	2
		拆线方法正确	2
	锁边缝合法 (20 分)	切开方法正确	2
		器械使用正确	2
		缝合:进针、拔针、出针、夹针姿势正确。在第一针缝合后打结,继而用该缝线缝合整个创口,缝合过程中每次将线交错,结束前一针,将重线尾拉出留在对侧,形成双线与重线尾打结	6
		缝合边距、针距正确	3
		会应用手、持针器打结	3
		剪线方法正确	2
		拆线方法正确	2
综合评价 (10 分)		操作熟练,各层组织按层次严密缝合,不留死腔	3
		动作轻巧,缝合距离、松紧度恰当	3
		正确口述各缝合方法适用的部位	4
总分			100

注:从操作步骤开始计时,至操作完毕计时结束,操作时间为 20 min,每超过 1 min 扣 1 分,提前不加分;全过程超过 25 min 停止操作。

 临床应用

患者,李某,33 岁。拟行腹部脂肪瘤切除术。请为患者行切开、缝合的操作(切口长 5 cm,间断缝合 3 针),操作过程中的注意事项有哪些?

　　请在网络平台完成作业(习题、主题讨论、思维导图等),上传操作视频与反思。

任务六 ● 换药

情景案例:患者,方某,女性,55 岁。甲状腺术后。医嘱:换药。

任务目标

1. 正确进行浅表感染伤口换药的实际操作。
2. 严格无菌操作,且注意保护患者,减轻疼痛。

任务实施

【操作用物】

无菌盘(内置碘伏棉球数个、生理盐水棉球数个)、无菌治疗碗 1 个(内置纱布数块、镊子 3 把)、一次性治疗巾 1 个、弯盘 1 个、胶布、速干手消毒剂、医嘱卡、换药包 1 个。

【操作流程与评分标准】

见表 4-7。

表 4-7 换药操作流程与评分标准

项目及总分	操作要点	分值	语言沟通(参考)
素质要求 (6 分)	报告考核项目,语言流畅,态度和蔼,面带微笑	2	
	仪表大方,举止端庄,轻盈矫健	2	
	服装、鞋帽整洁,着装符合要求,发不过领	2	
操作前准备 (14 分)	核对患者信息	2	● 您好,请问您叫什么名字? 我是责任护士××,请让我核对一下您的床尾卡 ● 方某,您今天感觉怎么样? 伤口还痛吗? 为了保持伤口敷料清洁、干燥,预防感染,促进愈合,今天需要给您的伤口换药,请让我看一下您的伤口情况。您先休息,我去准备用物
	解释该项操作的相关事项,征得患者同意,使之愿意合作	2	
	评估患者伤口情况	2	
	评估环境:温、湿度适宜,安静整洁,光线适中,符合要求	2	
	用物齐全且符合要求,物品摆放便于操作且符合无菌原则	2	
	修剪指甲,规范洗手,戴口罩	4	

续表 4-7

项目及总分		操作要点	分值	语言沟通(参考)
操作步骤 (70分)	核对、检查 (12分)	备齐用物并核对有效期,携至患者床旁	3	方某,请让我核对一下您的腕带
		核对患者信息	3	
		拉上窗帘或放置屏风,保护患者隐私	3	
		协助患者取合适体位,暴露伤口	3	
	换药步骤 (48分)	铺一次性治疗巾于伤口下,放弯盘于伤口旁	4	• 方某,我现在给您去掉伤口敷料,您不用紧张,我会轻一点 • 您伤口愈合很好,请注意保持伤口敷料清洁、干燥,如有渗血、潮湿,我会及时给您更换。如有不适,请按呼叫器。请您好好休息,谢谢您的配合
		用手去除外层敷料,放入弯盘内	2	
		用镊子揭去内层敷料,若内层敷料与伤口粘连,用生理盐水棉球湿润。将敷料、镊子放入弯盘内	7	
		两手持镊操作:一把镊子传递棉球,另一把镊子接触患者伤口。碘伏棉球由内向外消毒伤口,生理盐水棉球清理伤口,再次消毒伤口,注意两把镊子不能相互接触	15	
		无菌纱布覆盖至伤口外 3 cm,数量据伤口情况而定	15	
		用胶布或绷带妥善包扎,松紧适宜	5	
	整理、记录 (10分)	撤下治疗巾,放入黄色感染性医疗废物污桶内	1	
		更换下敷料,放入黄色感染性医疗废物污桶内	1	
		整理患者衣服,协助患者取舒适卧位,整理床单元	1	
		核对患者床号、姓名	1	
		拉开窗帘或撤去屏风	1	
		用物处置:用过的器械、弯盘送消毒供应中心处理	2	
		操作后洗手	1	
		记录换药时间、伤口情况	2	
综合评价 (10分)		程序正确,操作规范、熟练、贴近临床	5	
		体贴关心患者,沟通良好,态度认真、和蔼,语言恰当	5	
总分			100	

注:从操作步骤开始计时,至操作完毕计时结束,操作时间为 10 min,每超过 15 s 扣 1 分,提前不加分;全过程超过 12 min 停止操作。

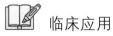 临床应用

患者,女性,74 岁。患脑栓塞后遗症偏瘫。入院后发现其骶尾部有一 4 cm×5 cm 大小的水疱,未破溃。对局部皮肤应如何处理?

请在网络平台完成作业(习题、主题讨论、思维导图等),上传操作视频与反思。

任务七 ● 卷轴绷带包扎法

情景案例:患儿,唐某,男性,3岁。因外伤致身体多部位骨折,根据部位不同采取不同的包扎方法。

任务目标

1.熟练掌握卷轴绷带的常用包扎方法,并掌握其注意事项。
2.熟悉骨折类型,并掌握常用包扎法的适应证。

任务实施

【操作用物】

1.治疗车上层　弹力绷带、普通绷带、剪刀、胶布、笔。
2.治疗车下层　医用垃圾桶、生活垃圾桶。

【操作流程与评分标准】

见表4-8。

绷带包扎

表4-8　卷轴绷带包扎操作流程与评分标准

项目及总分	操作要点	分值	语言沟通(参考)
素质要求 (6分)	报告考核项目,语言流畅,态度和蔼,面带微笑	2	
	仪表大方,举止端庄,轻盈矫健	2	
	服装、鞋帽整洁,着装符合要求,发不过领	2	
操作前准备 (16分)	(举手示意,计时开始)		• 家长您好,宝宝是叫唐某吗? • 唐某家长,为了减轻宝宝的疼痛并促进恢复,需要给他做包扎 • 我去准备物品,请稍等
	核对患者信息	1	
	解释该项操作的相关事项,征得患者同意,使之愿意合作	2	
	评估患者的损伤部位和程度,选择正确包扎方法;向患者解释目的、配合要点;协助患者取合适且舒适体位	4	
	评估环境:温、湿度适宜,安静整洁,光线适中,符合要求	1	
	用物齐全且符合要求,物品摆放便于操作且符合无菌原则	2	
	修剪指甲,规范洗手,戴口罩	2	
	显露部位,清洁	4	

续表 4-8

项目及总分	操作要点		分值	语言沟通(参考)
操作步骤 (70 分)	环形包扎法 (12 分)	核对患者信息	2	唐某家长,您和宝宝准备好了吗? 现在我准备给宝宝包扎了,我会尽量轻一点,请您协助让宝宝配合一下,如有不适,请及时告诉我
		选择包扎部位	1	
		确定包扎方法	1	
		在包扎处环形重复缠绕(每一周都和前一周完全重叠)	2	
		为防止松动脱落,每一周可稍倾斜,绕过 2～3 周后将第一周斜出的部分反折,再绕绷带将之覆盖	4	
		适用范围:常用于各种包扎的开始和结束	2	
	蛇形包扎法 (9 分)	选择包扎部位	2	
		确定包扎方法	2	
		每一周和前一周一点不重叠	3	
		适用范围:仅用于现场急救时临时固定	2	
	螺旋形包扎 (10 分)	选择包扎部位	2	
		确定包扎方法	2	
		螺旋形缠绕(每一周遮盖前一周的 1/3～1/2)	4	
		适用范围:常用于粗细较均匀的肢体如手指、上臂等	2	
	螺旋反折形包扎 (11 分)	选择包扎部位	2	
		确定包扎方法	2	
		每一周都反折成等腰三角形且每一周都在同一部位反折,反折的宽度、角度要一致以保持美观	5	
		适用范围:常用于一端粗一端细的部位如小腿、前臂等	2	
	回返形包扎法 (10 分)	选择包扎部位	2	
		确定包扎方法	2	
		以伤口为中心两侧交替回反直至包满全部	4	
		适用范围:常用于头部、残肢断端的包扎	2	
	"8"字形包扎法 (10 分)	选择包扎部位	2	
		确定包扎方法	2	
		按书写"8"的径路交叉缠绕绷带	4	
		适用范围:常用于关节处的包扎	2	
	操作后处理 (8 分)	整理用物	2	唐某家长,现在已经包扎完毕,我把呼叫器放在他的床旁,如有不适,请及时通知我
		记录,签名	2	
		协助患者取舒适卧位	2	
		说出包扎的注意事项(口述)	2	
		(举手示意,报告操作完毕,计时结束)		

续表 4-8

项目及总分	操作要点	分值	语言沟通(参考)
综合评价 (8分)	态度严谨,程序正确,动作规范,操作熟练	4	
	无菌观念强,无污染,符合无菌操作原则	2	
	护患沟通有效,解释符合临床实际,操作过程体现人文关怀	2	
总分		100	

注:从操作步骤开始计时,至操作完毕计时结束,操作时间为 20 min,每超过 1 min 扣 1 分,提前不加分;全过程超过 25 min 停止操作。

 临床应用

1. 某患者因车祸致身体多处受伤,头部、右手及右前臂开放性损伤,应如何给予患者伤口正确的包扎?

2. 某患者上肢前臂骨折,给予绷带包扎固定,转运途中患者主诉手指麻木,应如何处理?

请在网络平台完成作业(习题、主题讨论、思维导图等),上传操作视频与反思。

任务八　前臂骨折小夹板固定技术和踝关节扭伤包扎技术

一、前臂骨折小夹板固定技术

情景案例:患者,林某,男性,22 岁。踢足球时摔倒,右前臂尺骨干骨折。

任务目标
1. 正确识别前臂骨折的症状。
2. 掌握前臂骨折小夹板固定技术及其注意事项。

任务实施
【操作用物】
1. 治疗车上层　治疗盘木制夹板(长短合适、内置衬垫)、绷带、三角巾、别针、剪刀、记录单、免洗洗手液。

2. 治疗车下层 医疗垃圾桶、生活垃圾桶。

【操作流程与评分标准】

见表4-9。

小夹板固定

表4-9 前臂骨折小夹板固定操作流程与评分标准

项目及总分	操作要点		分值	语言沟通(参考)
素质要求 (6分)	报告考核项目,语言流畅,态度和蔼,面带微笑		2	
	仪表大方,举止端庄,轻盈矫健		2	
	服装、鞋帽整洁,着装符合要求,发不过领		2	
操作前准备 (10分)	判断意识,确认患者意识清楚,能够配合护士工作		2	● 您好,请问您叫什么名字? 您哪里不舒服? ● 林某,我来帮您检查下,您放松一些,我会尽量温柔一些的 ● 好的,我马上给您拿夹板固定一下并用三角巾固定好 ● 请您休息一下,我准备下物品
	评估患者伤情(口述:有无肿胀、畸形、异常活动等并报告结果)		6	
	向患者解释并取得合作		2	
操作步骤 (78分)	安置体位 (4分)	协助患者取坐位	2	● 林某,您这样坐可以吗? ● 我现在用小夹板给您固定一下,请您配合 ● 小夹板固定的目的是缓解疼痛,避免骨折移位。在我操作的过程中,如有任何不适,请及时告诉我
		规范洗手	2	
	小夹板固定 (26分)	放置合适的夹板于伤肢处	4	
		● 用绷带把伤肢和夹板螺旋包扎固定 ● 松紧适宜	10	

续表 4-9

项目及总分		操作要点	分值	语言沟通(参考)
操作步骤 (78分)	三角巾固定 (40分)	三角巾顶角对着伤肢肘关节	6	• 三角巾是为了将您的前臂固定在胸前,避免您患肢过度活动引起移位和疼痛,并能使您的患肢固定于功能位 • 您配合得非常好
		三角巾一底角置于健侧胸部过肩于背后	8	
		伤臂屈肘(功能位)放于三角巾中部	8	
		三角巾另一底角包绕伤臂反折至伤侧肩部	8	
		两底角在颈侧方打结,顶角向肘前反折,用别针固定	6	
		将前臂悬吊于胸前	4	
	整理、记录 (8分)	撤除用物,安置好患者	2	谢谢您的配合,我已将您的患肢进行了简单包扎,并已将您的情况报告给医生,医生很快会过来给您做进一步处理,您先休息,如有情况,请您及时呼叫我
		告知患者或家属包扎后注意事项	2	
		整理用物,规范洗手	2	
		记录伤肢情况及包扎日期和时间	2	
综合评价 (6分)		程序正确、操作规范、熟练	2	
		体贴关心患者,沟通良好。解释符合临床实际,人文关怀恰到好处	4	
总分			100	

注:从操作步骤开始计时,至洗手、记录、整理用物计时结束,操作时间为 15 min,每超过 30 s 扣 1 分,提前不加分;全过程超过 18 min 停止操作。

📖 临床应用

患者,张某。车祸导致前臂闭合性骨折,手术后给予小夹板固定,今日患者感觉前臂及手指麻木,有异样感,并伴有剧烈的进行性疼痛,可能是什么原因造成的? 应如何避免?

请在网络平台完成作业(习题、主题讨论、思维导图等),上传操作视频与反思。

二、踝关节扭伤包扎技术

情景案例:患者,冯某,女性,20岁。在参加校运动会"三级跳远"时不慎扭伤右踝关节,到医院门诊就诊,请遵医嘱给予右踝关节包扎固定。

任务目标

1. 正确识别踝关节扭伤的症状。

2. 掌握踝关节扭伤包扎技术及其注意事项。

任务实施

【操作用物】

1. 治疗盘(小号),内置弹力绷带(自带绷带扣)。

2. 记录单、治疗车、免洗洗手液、医疗垃圾桶、生活垃圾桶。

3. 支腿架。

【操作流程与评分标准】

见表4-10。

表4-10 踝关节扭伤包扎操作流程与评分标准

项目及总分	操作要点	分值	语言沟通(参考)
素质要求 (6分)	报告考核项目,语言流畅,态度和蔼,面带微笑	2	
	仪表大方,举止端庄,轻盈矫健	2	
	服装、鞋帽整洁,着装符合要求,发不过领	2	
操作前准备 (19分)	判断意识,确认患者意识清楚,能够配合护士工作	3	• 您好,请问您叫什么名字? 您哪里不舒服? • 冯某,根据医嘱要对您的踝关节进行包扎固定。先让我检查一下您的踝关节好吗?
	评估患者伤情:有无肿胀、触痛、踝关节不稳定、畸形等,报告结果(口述:患者诊断为右踝关节扭伤,伴有疼痛、肿胀,无出血、畸形,关节稳定,活动受限,皮肤色泽红润,温暖,足背动脉搏动良好。X射线检查结果无骨折、无错位)	10	
	评估周围环境是否安全	2	
	向患者解释并取得合作	4	

续表 4–10

项目及总分	操作要点		分值	语言沟通(参考)
操作步骤 (66分)	安置体位 (8分)	协助患者取坐位	5	冯某,这样放可以吗?好,请注意安全
		规范洗手	3	
	绷带"8"字形包扎 (48分)	绷带自患肢足背至足弓缠绕2圈	8	• 冯某,在包扎的过程中如有不适,请及时告诉我。这样的松紧度可以吗? • 好,把您的脚放置在功能位,这样的体位对于您的恢复非常重要,又可减少并发症。好,这样的松紧度可以吗?(能插进去一个手指,检查脚趾活动度、血液循环情况)
		经足背—足踝骨内侧、外侧—足背—足弓行"8"字形缠绕,如此再重复缠绕2次,每一圈覆盖前一圈的1/2~2/3	20	
		于足踝骨上方、足腕部做环绕2圈(注意不要压住足踝骨)	10	
		用绷带扣固定	4	
		检查确保包扎牢固且松紧适宜	6	
	安置整理 (10分)	撤除用物,安置好患者(患肢抬高)并交代注意事项	4	• 冯某,给您包扎好了,我来协助您躺下,请抬高患肢,这样可以减轻肿胀和疼痛,注意不要悬空 • 24 h内可以冷敷但不要热敷,以减少出血。在此期间多休息,尽量减少活动,您可以活动脚趾和膝关节,随后会给您制订康复计划
		整理床单位,提起床档,放置呼叫器	3	
		规范洗手,记录伤肢情况及包扎日期和时间	3	
综合评价 (9分)	规范熟练 (4分)	态度严谨,程序正确,操作规范,动作熟练	2	
		注意遵循节力原则和保护患者安全	2	
	护患沟通 (5分)	沟通有效,操作过程中充分体现人文关怀	3	
		态度和蔼,自然真切,无表演痕迹	2	
总分			100	

注:从操作步骤开始计时,至洗手、记录、整理用物计时结束,操作时间为10 min,每超过15 s扣1分,提前不加分;全过程超过12 min停止操作。

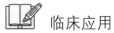 **临床应用**

患者,张某,22 岁。上体育课打排球时,不慎跌倒,右脚扭伤,偶感头晕,同学送其到医院急诊室就诊。自诉右脚疼痛剧烈。检查发现患者右脚皮肤完整,有淤血、肿胀,压痛明显,活动受限。医生初步判断为右踝关节扭伤。为患者右踝关节包扎过程中有哪些注意事项?

请在网络平台完成作业(习题、主题讨论、思维导图等),上传操作视频与反思。

任务九　胸腔闭式引流护理技术

情景案例:患者,朱某,男性,49 岁。食管癌术后行胸腔闭式引流。

任务目标
掌握胸腔闭式引流的操作方法及适应证。

任务实施
【操作用物】

1.治疗车上层　治疗盘、安尔碘消毒液、无菌棉签、无菌闭式胸腔引流瓶、无齿血管钳 2 把、治疗巾、弯盘、无菌生理盐水。

2.治疗车下层　医用垃圾桶、生活垃圾桶。

【操作流程与评分标准】

见表 4-11。

胸腔闭式引流

表 4-11　胸腔闭式引流及护理技术操作流程与评分标准

项目及总分	操作要点	分值	语言沟通(参考)
素质要求 (6分)	报告考核项目,语言流畅,态度和蔼,面带微笑	2	
	仪表大方,举止端庄,轻盈矫健	2	
	服装、鞋帽整洁,着装符合要求,发不过领	2	

续表 4-11

项目及总分	操作要点		分值	语言沟通(参考)
操作前准备 (8分)	(举手示意,计时开始)			• 您好,请问您叫什么名字? • 朱某,根据医嘱今天要给您进行胸腔闭式引流瓶的更换,更换前先检查一下您的伤口及引流瓶 • 我去准备用物,请稍等
	规范洗手		1	
	携带治疗卡核对患者信息		1	
	解释该项操作的相关事项,征得患者同意,使之愿意合作		1	
	评估患者,检查胸部伤口、胸腔引流瓶		1	
	评估环境:温、湿度适宜,安静整洁,光线适中,符合要求		1	
	用物齐全且符合要求,物品摆放便于操作且符合无菌原则		1	
	修剪指甲,戴口罩		2	
操作步骤 (78分)	核对、检查 (8分)	核对医嘱与治疗单	3	
		检查胸腔闭式引流瓶是否在有效期内,有无漏气、破裂	3	
		检查无菌生理盐水是否符合要求	2	
	准备胸腔闭式引流瓶 (6分)	打开无菌胸腔闭式引流瓶	2	
		打开无菌生理盐水	2	
		按无菌要求将生理盐水倒入无菌胸腔引流瓶内使长管埋入水下 3~4 cm 并连接管道	2	
	核对、解释 (10分)	携用物至床旁,核对患者信息(腕带、床号、姓名)	4	朱某,您准备好了吗? 现在我给您更换引流瓶,我会尽量轻一点,请您配合,如有不适,请及时告诉我
		告知患者配合要点	2	
		协助患者取合适卧位;再次评估患者胸部伤口及胸腔引流情况,暴露胸腔闭式引流管及胸壁	4	
	管道消毒 (10分)	将治疗巾铺于引流管的下方,用 2 把无齿止血钳双向夹闭胸腔闭式引流管,弯盘置于胸腔闭式引流管与闭式引流瓶的下方	4	
		消毒,断开胸腔引流与闭式引流瓶接口,再次消毒	6	
	连接管道 (4分)	连接闭式引流瓶,连接紧密后,松开止血钳,撤去治疗巾	4	
	固定 (4分)	将闭式引流瓶置于床下,使引流瓶低于患者胸腔 60~100 cm 为宜	2	
		撤去旧引流瓶放入黄色医疗垃圾袋中	2	

续表 4-11

项目及总分	操作要点		分值	语言沟通(参考)
操作步骤 (78分)	观察和指导 (17分)	水柱波动良好,引流通畅	4	● 朱某,请您做深 呼吸,用力咳嗽
		操作后再次核对患者,整理床单位	3	
		引流过程需注意:①嘱患者做深呼吸和有效的咳嗽运动,有利于痰液咳出;②翻身过程中,需防止引流管脱出、扭曲,不要把闭式引流瓶随意抬高,保持密闭状态	10	
	操作后处理 (4分)	撤去治疗巾,整理床单位,协助患者取舒适卧位,询问需要,用物处置同"T"管处理(口述)	1	朱某,现在把呼叫器放在您的床旁,如有不适,请及时通知我,我也会随时查看病房的
		告知患者引流过程中的注意事项,并将呼叫器放于患者易取处	1	
		整理用物,规范洗手	1	
		记录引流液的量、颜色、性状,患者反应(口述)	1	
	注意事项 (口述) (15分)	嘱患者不能擅自拔出引流管	1	
		术后患者血压稳定,应取半卧位以利引流	2	
		水封瓶应位于胸部以下,不可倒转,维持引流系统密封,接头牢固固定	2	
		引流管长度要适宜,翻身活动时防受压、打折、扭曲、脱出	2	
		搬动患者时,应注意保持引流瓶低于胸膜腔	2	
		保持引流通畅,注意引流液的量、颜色、性状,并做好记录,如引流液的量增多时,要及时通知医师	2	
		更换引流瓶时,注意保证引流管与引流瓶连接牢固紧密,勿漏气	2	
		拔出引流管后24 h内要密切观察患者有无胸闷、呼吸困难、气胸、皮下气肿等,观察局部有无渗血、渗液,如有变化,要及时报告医师处理	2	
综合评价 (8分)		态度严谨,程序正确,动作规范,操作熟练	2	
		无菌观念强,无污染,符合无菌操作原则	2	
		护患沟通有效,解释符合临床实际,操作过程体现人文关怀	2	
		水柱波动良好,无胸闷、咳嗽等	2	
总分			100	

注:从操作步骤开始计时,至操作完毕计时结束,操作时间为 10 min,每超过 15 s 扣 1 分,提前不加分;全过程超过 12 min 停止操作。

📖✎ 临床应用

患者,王某,25 岁。因开放性气胸急诊入院,术中放置胸腔闭式引流管,术后第 2 日,医生查房发现引流瓶中玻璃管液面不波动,出现这种现象的原因是什么?应该怎么处理?如何预防这种现象的出现?

> 请在网络平台完成作业(习题、主题讨论、思维导图等),上传操作视频与反思。

任务十 ● 胃肠减压护理技术

情景案例:患者,孙某,男性,28 岁。诊断为肠梗阻,拟择期行外科手术治疗。医嘱:持续胃肠减压。

📝 任务目标

1. 熟练掌握胃肠减压的操作方法。
2. 熟悉胃肠减压的适应证。

⏰ 任务实施

【操作用物】

治疗卡、治疗盘、治疗碗(内盛生理盐水或凉开水)、治疗巾、12～14 号胃管、镊子、20 mL 注射器、纱布、液状石蜡、棉签、胶布、弯盘、压舌板、听诊器、胃肠减压器、手套。

【操作流程与评分标准】

见表 4-12。

胃肠减压

表 4-12 胃肠减压护理技术操作流程与评分标准

项目及总分	操作要点	分值	语言沟通(参考)
素质要求 (6分)	报告考核项目,语言流畅,态度和蔼,面带微笑	2	
	仪表大方,举止端庄,轻盈矫健	2	
	服装、鞋帽整洁,着装符合要求,发不过领	2	

续表4-12

项目及总分	操作要点		分值	语言沟通(参考)
操作前准备 (14分)	规范洗手		2	•您好,请问您叫什么名字? •孙某,您好,根据医嘱要给您进行胃肠减压。胃肠减压是将胃管从鼻腔放入胃内,通过胃肠减压可以吸出胃肠道内的气体和液体,这样可以增加手术的安全性,也可以增加手术后胃肠功能的恢复。请问您有没有做过鼻腔手术?
	核对患者信息		2	
	解释该项操作的相关事项及配合要点,征得患者同意,使之愿意合作		2	
	评估患者意识状态和鼻腔情况		2	
	评估环境:温、湿度适宜,安静整洁,光线适中,符合要求		2	
	用物齐全且符合要求,物品摆放便于操作且符合无菌原则		2	
	修剪指甲,戴口罩		2	
操作步骤 (70分)	患者准备 (6分)	协助患者取适宜体位	2	孙某,现在我要给您进行操作,在操作过程中可能有点不舒服,请您配合
		半卧位(口述)	2	
		再次核对、解释	2	
	测量、标记 (13分)	清洁鼻腔	2	
		颌下垫治疗巾、弯盘等	2	
		戴手套	1	
		检查胃管	1	
		测量插胃管长度(成人为45~55 cm,婴幼儿为14~18 cm)	4	
		胃管长度测量方法:从前额至耳垂+耳垂至剑突的距离	2	
		胃管无刻度时做好标记	1	
	置管 (29分)	插入胃管:用液状石蜡润滑胃管前端,将胃管前端沿一侧鼻孔轻轻插入	8	孙某,在插管过程中如果感到恶心,可以深呼吸,插到咽部时请做往下咽的动作
		到咽喉部(插入15 cm)时嘱患者做吞咽动作,随后迅速将胃管插入	5	
		昏迷患者在插管前将患者头后仰	3	
		当插至15 cm会厌时	4	
		以左手将患者头部托起,使下颌靠近胸骨柄插入胃管	5	
		插管过程中要注意观察患者面色和呼吸	4	

续表 4-12

项目及总分		操作要点	分值	语言沟通(参考)
操作步骤 (70分)	确认在胃内 (9分)	证实胃管在胃内的方法有 3 种(抽、听、看),可口述其中 1 种方法		
		胃管末端接注射器抽吸,有胃液抽出(抽)	3	
		置听诊器于胃部,用注射器从胃管注入 10 mL 空气,听到气过水声(听)	3	
		当患者呼气时,将胃管末端置于治疗碗的液体中,无气泡逸出(看)	3	
	固定连接 (5分)	固定胃管	2	
		使胃肠减压器形成负压,连接胃管	2	
		注意观察胃肠引流液的颜色、性质、量	1	孙某,已经为您放好胃管了,在胃肠减压期间要禁饮禁食,翻身时要避免使胃管折叠、受压、扭曲,下床时要妥善固定胃肠减压器,咳嗽或打喷嚏时要注意扶住胃管。如有不适,请按呼叫器,我也会定时来看您的,谢谢您的配合
	整理 (8分)	协助患者取舒适体位	2	
		脱手套	1	
		整理床单位,再次核对	1	
		向患者告知注意事项	2	
		整理用物,规范洗手,记录	2	
综合评价 (10分)		胃管安置是否正确到位	2	
		胃肠减压效果	2	
		用后物品处置符合消毒技术规范	3	
		交流中有胃肠减压目的及注意事项	3	
总分			100	

注:从操作步骤开始计时,至操作完毕计时结束,操作时间为 13 min,每超过 30 s 扣 1 分,提前不加分;全过程超过 15 min 停止操作。

  临床应用

患者,男性,55 岁。因腹痛、腹胀、呕吐等症状就诊。经过医生检查,诊断为肠梗阻。医生决定为张某进行胃肠减压治疗,以减轻肠道内的压力,缓解症状。置管中患者出现呼吸困难,应如何处理?

请在网络平台完成作业(习题、主题讨论、思维导图等),上传操作视频与反思。

任务十一 ● 结肠造口护理技术

情景案例:患者,沈某,男性,46岁。医嘱:结肠造口护理。

任务目标

帮助患者掌握护理造口的方法,保持造口周围皮肤清洁。

任务实施

【操作用物】

1.治疗车上层 清洁治疗盘、温水、清洁纱布(小毛巾)、造口袋1套、造口护肤粉、皮肤保护膜、造口量尺、造口固定腰带、医嘱单、胶贴、止血带、棉签、剪刀、防瘘膏、一次性治疗巾、手套、笔、速干手消毒剂。

2.治疗车下层 医用垃圾桶、生活垃圾桶。

【操作流程与评分标准】

见表4-13。

表4-13 结肠造口护理技术操作流程与评分标准

项目及总分	操作要点	分值	语言沟通(参考)
素质要求 (6分)	报告考核项目,语言流畅,态度和蔼,面带微笑	2	
	仪表大方,举止端庄,轻盈矫健	2	
	服装、鞋帽整洁,着装符合要求,发不过领	2	
操作前准备 (8分)	(举手示意,计时开始)		• 您好,请问您叫什么名字?
	规范洗手	1	• 沈某,根据医嘱需要给您护理结肠造口,我先看看您的结肠造口
	核对治疗单与医嘱	1	
	核对患者信息	1	
	解释该项操作的相关事项,征得患者同意,使之愿意合作	1	
	评估患者,由上向下撕离已用的造口袋,并观察造口部位的皮肤、肠黏膜状况及大便情况,询问患者有无需求并帮助解决	1	• 护理过程没有痛苦,请您放心
	评估环境:温、湿度适宜,安静整洁,光线适中,符合要求	1	• 我去准备用物,请稍等
	用物齐全且符合要求,物品摆放便于操作	1	
	修剪指甲,戴口罩	1	

续表 4-13

项目及总分		操作要点	分值	语言沟通(参考)
操作步骤 (78 分)	核对、检查 (8 分)	核对医嘱单、准备用物,将用物按顺序置于治疗车上	4	沈某,您准备好了吗?现在我准备给您护理造口,我会尽量轻一点,请您配合,如有不适,请及时告诉我
		快速洗手	4	
	核对解释 (10 分)	携用物至患者床旁,核对床号、姓名	2	
		告知患者配合要点	2	
		协助患者取合适卧位	2	
		暴露造口部位	2	
		铺治疗巾	2	
	皮肤护理 (18 分)	戴清洁手套	3	
		由上至下撕离造口袋,放入医疗垃圾桶里	3	
		温水擦洗造口周围皮肤	3	
		造口周围涂干燥粉,用棉签涂抹均匀	3	
		用清洁纱布擦洗干净	3	
		造口周围皮肤涂抹皮肤保护膜	3	
	测量造口 (12 分)	测量造口大小	3	
		修剪造口袋中心孔的大小	3	
		用手指将造口袋中心孔的边缘磨平,使之光滑	3	
		试戴修剪好的造口带底盘:造口带底盘与造口黏膜之间的缝隙为 1~2 mm	3	
	戴造口袋 (16 分)	撕去造口带粘贴面上的纸	4	
		造口带按造口位置由上而下贴上	4	
		贴后按压底盘 3~5 min	4	
		将造口袋与造口底盘连接	4	
	固定 (6 分)	检查并夹好便袋夹	3	
		协助患者戴造口袋固定腰带	3	
	操作后处理 (8 分)	对患者进行健康教育,告知注意事项,将呼叫器放于患者易取处	4	沈某,造口很好。有情况时请及时按呼叫器,我会马上过来的。谢谢您的配合
		整理用物,规范洗手	2	
		记录签名(举手示意,报告操作完毕,计时结束)	2	
综合评价 (8 分)		态度严谨,程序正确,动作规范,操作熟练	3	
		无菌观念强,无污染,符合无菌操作原则	3	
		护患沟通有效,解释符合临床实际,操作过程体现人文关怀	2	
总分			100	

注:从操作步骤开始计时,至操作完毕计时结束,操作时间为 8 min,每超过 15 s 扣 1 分,提前不加分;全过程超过 10 min 停止操作。

临床应用

1. 行结肠造瘘术后 3 d,患者诉造口处疼痛,更换造口袋时发现造口颜色呈紫黑色,考虑该患者造口可能出现什么情况?应该如何处理?

2. 某直肠癌患者行结肠造瘘术,现患者痊愈出院,作为主管护士,你应从哪些方面做好饮食指导?

请在网络平台完成作业(习题、主题讨论、思维导图等),上传操作视频与反思。

模块五　内科病例分析及常用护理技术

实践教学总体目标

1. 运用护理程序对内科护理常见病、多发病患者进行护理评估,提出护理诊断,实施护理措施。

2. 掌握病例分析方法,提升临床思维能力和发现问题、解决问题的能力。

3. 具有良好的关怀能力、沟通能力、健康教育能力和熟练的内科护理技能。

项目与学时分配

序号	项目名称	学时分配	备注
一	慢性阻塞性肺疾病患者的护理	2	
二	支气管哮喘患者的护理	2	
三	支气管扩张患者的护理	2	虚拟仿真
四	心力衰竭患者的护理	2	
五	原发性高血压患者的护理	2	
六	冠状动脉粥样硬化性心脏病患者的护理	2	虚拟仿真
七	肝硬化患者的护理	2	
八	慢性肾衰竭患者的护理	2	
九	白血病患者的护理	2	
十	糖尿病患者的护理	2	
十一	急性脑血管疾病患者的护理	2	
	总计	22	

任务一　慢性阻塞性肺疾病患者的护理

情景案例：患者，李某，男性，60岁。吸烟30年余，30支/d左右。反复咳嗽、咳痰15年，每年发作持续超过3个月，呼吸困难5年。体格检查：T 36.6 ℃，P 102次/min，R 18次/min，BP 130/70 mmHg。意识清楚，口唇发绀，桶状胸，双肺叩诊呈过清音，听诊双肺呼吸音弱，满布哮鸣音，语音震颤减弱。血氧饱和度90%，血常规检查：白细胞计数12.2×10⁹/L，中性粒细胞百分比75%。

任务目标

1. 掌握慢性阻塞性肺疾病（简称慢阻肺）的评估及护理要点。
2. 分析其临床表现和检查结果，提出护理诊断，采取正确的护理措施和健康教育。

任务实施

【实训步骤】

1. 分析病例、分组讨论。
2. 各组对分析结果进行讲解展示，并情景模拟护理操作。
3. 实训教师进行点评和总结。
4. 完成实训报告、海报、思维导图等任务。

【临床思维能力训练】

见表5-1。

呼吸功能锻炼

表5-1　慢性阻塞性肺疾病病例分析与评分标准

项目及总分	操作要点	分值	语言沟通（参考）
素质要求 （10分）	报告考核项目，语言流畅，态度和蔼，面带微笑	4	
	仪表大方，举止端庄，轻盈矫健	3	
	服装、鞋帽整洁，着装符合要求，发不过领	3	
护理评估 （10分）	针对患者的症状、体征描述临床意义	4	● 您好，请问您叫什么名字？ ● 根据病情现在需要了解一下您的身体情况，请您根据实际情况回答
	针对辅助检查结果描述临床意义	3	
	针对病史推断患者的病因、诱因等	3	

续表 5-1

项目及总分	操作要点		分值	语言沟通（参考）
疾病诊断 （10 分）	正确描述疾病名称及依据		4	
	正确描述目前的并发症		3	
	正确描述病情严重程度分级		3	
护理诊断 （10 分）	提出本病例中首优的护理诊断		4	
	提出本病例中其他的护理诊断		3	
	提出本病例中的医护合作问题		3	
护理措施 （50 分）	一般护理 （7 分）	休息与活动（环境、体位、活动方式、活动时间等，保持空气清新、温、湿度适宜，根据病情适当安排活动，协助呼吸困难者取半坐卧位或端坐卧位）	3	
		饮食护理（饮食原则、饮水要求、注意事项等，如高热量、高蛋白、高维生素、易消化饮食）	2	
		其他生活护理（皮肤护理、口腔护理等）	2	
	病情观察 （10 分）	常规观察项目（基本生命体征等）	5	
		重点观察项目（观察记录咳嗽、咳痰、呼吸困难情况，监测肺功能、血常规、血气分析）	5	
	对症护理 （10 分）	针对目前患者咳嗽咳痰、呼吸困难提出护理措施	4	
		呼吸功能锻炼的操作方法和注意事项	3	
		通过角色扮演、情景模拟进行展示	3	
	用药护理 （10 分）	祛痰镇咳药物的不良反应	5	
		祛痰镇咳药物的注意事项	5	
	心理护理 （3 分）	根据患者的具体情绪进行心理护理	1	
		情景模拟	2	
	健康教育 （10 分）	疾病知识普及	5	
		生活指导	5	
综合评价 （10 分）	内容严谨、语言自然、沟通有效、人文关怀恰到好处		5	
	实训总结、健康海报、思维导图重点突出、构图美观		5	
总分			100	

注：全过程（病例分析、小组讨论、任务展示、点评总结）90 min。

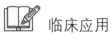 临床应用

1. 协助慢性阻塞性肺疾病患者排痰的护理措施有哪些？

2. 慢性阻塞性肺疾病患者如何进行家庭氧疗和肺功能康复？

3. 呼吸科肺功能康复训练新进展有哪些？

4. 呼吸科排痰仪有哪些种类与使用方法？

请在网络平台完成作业(习题、主题讨论、思维导图等),上传操作视频与反思。

任务二　◎ 支气管哮喘患者的护理

情景案例:患者,张某,男性,20 岁。自幼常于春季发生阵发性呼吸困难,其母患有支气管哮喘。2 h 前游园时突然张口喘息、大汗淋漓。入院后查:T 36.5 ℃,P 130 次/min,R 32 次/min,BP 110/70 mmHg,意识清楚,仅说单字,端坐位,口唇发绀,双肺叩诊过清音,呼气明显延长,双肺野闻及广泛哮鸣音,奇脉。

任务目标

1.掌握支气管哮喘的评估及护理要点。

2.分析其临床表现和检查结果,提出护理诊断,采取正确的护理措施和健康教育。

任务实施

【实训步骤】

1.分析病例、分组讨论。

2.各组对分析结果讲解展示,情景模拟。

3.实训教师进行点评和总结。

4.完成实训报告、海报、思维导图等任务。

【临床思维能力训练】

见表5-2。

指脉氧监测

表5-2　支气管哮喘病例分析与评分标准

项目及总分	操作要点	分值	语言沟通(参考)
素质要求 (10 分)	报告考核项目,语言流畅,态度和蔼,面带微笑	4	
	仪表大方,举止端庄,轻盈矫健	3	
	服装、鞋帽整洁,着装符合要求,发不过领	3	
护理评估 (10 分)	针对患者的症状、体征描述临床意义	4	● 您好,请问您叫什么名字? ● 根据病情现在需要了解一下您的身体情况,请您根据实际情况回答
	针对辅助检查结果描述临床意义	3	
	针对病史推断患者的病因、诱因等	3	

续表 5-2

项目及总分		操作要点	分值	语言沟通(参考)
疾病诊断 (10分)		正确描述疾病名称及依据	4	
		正确描述目前的并发症	3	
		正确描述病情严重程度分级	3	
护理诊断 (10分)		提出本病例中首优的护理诊断	4	
		提出本病例中其他的护理诊断	3	
		提出本病例中的医护合作问题	3	
护理措施 (50分)	一般护理 (7分)	休息与活动(环境、体位、活动方式、活动时间等,环境力求简洁、安静,避免一切可疑变应原,发作期呼吸困难者取半坐卧位或端坐卧位)	3	
		饮食护理(饮食原则、饮水要求、注意事项等,避免进食可能诱发支气管哮喘的食物和药物,给予营养丰富、高蛋白、高维生素的清淡流质或半流质饮食,多饮水)	2	
		其他生活护理(皮肤护理、口腔护理等)	2	
	病情观察 (10分)	常规观察项目(基本生命体征等)	5	
		重点观察项目(区分正常和异常,监测支气管哮喘发作的频率、持续时间、呼吸困难的程度、伴随症状等)	5	
	对症护理 (10分)	针对目前患者的喘息提出护理措施	4	
		雾化吸入及吸氧的护理措施和注意事项	3	
		通过角色扮演、情景模拟进行展示	3	
	用药护理 (10分)	治疗支气管哮喘药物的不良反应	4	
		治疗支气管哮喘药物的注意事项	3	
		气雾剂的使用	3	
	心理护理 (3分)	根据患者的具体情绪进行心理护理	1	
		情景模拟	2	
	健康教育 (10分)	疾病知识普及	5	
		生活指导:峰流速仪的使用	5	
综合评价 (10分)		内容严谨,语言自然,沟通有效,人文关怀恰到好处	5	
		实训总结、健康海报、思维导图重点突出、构图美观	5	
总分			100	

注:全过程(病例分析、小组讨论、任务展示、点评总结)90 min。

临床应用

1. 支气管哮喘患者的健康教育与管理有哪些?

2. 定量雾化吸入器(MDI)、干粉吸入器(准纳器)如何使用?

3. 支气管哮喘日记、支气管哮喘症状控制水平的分级有哪些?

> 请在网络平台完成作业(习题、主题讨论、思维导图等),上传操作视频与反思。

任务三 ● 支气管扩张患者的护理

情景案例:患者,张某,男性,20岁。反复咳嗽、咳大量脓痰伴咯血6年,2 d前因受凉后出现发热,咳嗽加剧,痰液增多,为黄色脓痰,伴臭味。体格检查:T 38.6 ℃,P 102 次/min,R 23 次/min,BP 108/70 mmHg,右下肺闻及粗湿啰音。X射线显示右下肺纹理增粗,可见沿支气管分布的卷发状阴影。入院后遵医嘱给予抗感染、祛痰剂治疗后,现对患者进行体位引流促进排痰。

任务目标

1. 掌握支气管扩张的评估及护理要点。

2. 分析其临床表现和检查结果,提出护理诊断,采取正确的护理措施和健康教育。

任务实施

【实训步骤】

1. 分析病例、分组讨论。

2. 各组对分析结果讲解展示,情景模拟。

3. 实训教师进行点评和总结。

4. 完成实训报告、海报、思维导图等任务。

【临床思维能力训练】

见表5-3。

体位引流

表 5-3　支气管扩张病例分析与评分标准

项目及总分	操作要点		分值	语言沟通(参考)
素质要求 (10分)	报告考核项目,语言流畅,态度和蔼,面带微笑		4	
	仪表大方,举止端庄,轻盈矫健		3	
	服装、鞋帽整洁,着装符合要求,发不过领		3	
护理评估 (10分)	针对患者的症状、体征描述临床意义		4	● 您好,请问您叫什么名字? ● 根据病情现在需要了解一下您的身体情况,请您根据实际情况回答
	针对辅助检查结果描述临床意义		3	
	针对病史推断患者的病因、诱因等		3	
疾病诊断 (10分)	正确描述疾病名称及依据		4	
	正确描述目前的并发症		3	
	正确描述病情严重程度分级		3	
护理诊断 (10分)	提出本病例中首优的护理诊断		4	
	提出本病例中其他的护理诊断		3	
	提出本病例中的医护合作问题		3	
操作前准备 (8分)	核对患者信息,解释该项操作的相关事项,征得患者同意,使之愿意合作		2	张某,根据医嘱需要为您进行体位引流来帮助您排痰,请您配合
	评估患者,肺部听诊明确病灶部位		2	
	评估环境:温、湿度适宜,安静整洁,光线适中,符合要求		2	
	备齐用物(治疗车、消毒液、软枕、纸杯、纸巾、纱布、弯盘、听诊器、培养皿、一次性手套、记录笔等)		2	
护理措施 (42分)	核对、解释 (5分)	核对患者姓名、床号	2	今天这个操作是为了更方便您排痰,1～3次/d,15～20 min/次,一般在餐前或睡前进行
		解释体位引流的目的及时间安排	3	
	摆放体位 (10分)	根据病变部位、患者经验,采取适当的体位(采取左侧卧位,头低足高,使右胸部高于头部)	10	
	病情观察 (5分)	引流过程中应注意观察患者的反应、生命体征,痰液的颜色、量及性状	3	张某,在操作过程中如有不适,请及时告知我
		如有脸色苍白、发绀、心悸、呼吸困难,应立即停止(口述)	2	

续表 5-3

项目及总分		操作要点	分值	语言沟通(参考)
护理措施 (42分)	促进排痰 (3分)	引流前可遵医嘱给予雾化吸入(口述)	1	张某,我来听一下看看引流效果怎么样
		指导患者进行有效咳嗽,无力咳嗽时辅以胸部叩击	2	
	检查效果 (3分)	肺部听诊,检查引流效果	3	
	安置患者 (4分)	协助患者漱口,保持口腔清洁	2	
		协助患者取舒适体位休息	2	
	整理、记录 (2分)	整理用物,记录,送检	2	
	健康教育 (10分)	疾病知识普及	5	
		生活指导	5	
综合评价 (10分)		内容严谨,语言自然,沟通有效,人文关怀恰到好处	5	
		实训总结、健康海报、思维导图重点突出、构图美观	5	
总分			100	

注:全过程(病例分析、小组讨论、任务展示、点评总结)90 min。

 临床应用

1. 某支气管扩张患者的病灶位于左肺下叶,进行体位引流时该患者应如何摆放体位?

2. 对上述患者进行体位引流时,有哪些注意事项?

3. 支气管扩张大量咯血患者预防窒息的措施有哪些?

请在网络平台完成作业(习题、主题讨论、思维导图等),上传操作视频与反思。

任务四　心力衰竭患者的护理

情景案例:患者,赵某,女性,39 岁。有风湿性心脏病 6 年,活动后心悸、气促 3 年。近 2 d 受凉后症状加重,安静状态下亦有心悸、呼吸困难,遂入院求治。体格检查:T 37 ℃,P 112 次/min,R 22 次/min,BP 120/70 mmHg,口唇发绀,颈静脉怒张,两肺底可闻及湿啰音,并随体位改变,心界向两侧扩大,肝肋下 3 cm,双下肢中度水肿。

任务目标

1. 掌握心力衰竭的评估及护理要点。

2. 分析其临床表现和检查结果,提出护理诊断,采取正确的护理措施和健康教育。

任务实施

【实训步骤】

1. 分析病例、分组讨论。

2. 各组对分析结果讲解展示,情景模拟。

3. 实训教师进行点评和总结。

4. 完成实训报告、海报、思维导图等任务。

【临床思维能力训练】

见表5-4。

心力衰竭用药

表5-4 心力衰竭病例分析与评分标准

项目及总分	操作要点	分值	语言沟通(参考)
素质要求 (10分)	报告考核项目,语言流畅,态度和蔼,面带微笑	4	
	仪表大方,举止端庄,轻盈矫健	3	
	服装、鞋帽整洁,着装符合要求,发不过领	3	
护理评估 (10分)	针对患者的症状、体征描述临床意义	4	● 您好,请问您叫什么名字? ● 根据病情现在需要了解一下您的身体情况,请您根据实际情况回答
	针对辅助检查结果描述临床意义	3	
	针对病史推断患者的病因、诱因等	3	
疾病诊断 (10分)	正确描述疾病名称及依据	4	
	正确描述目前的并发症	3	
	正确描述病情严重程度分级	3	
护理诊断 (10分)	提出本病例中首优的护理诊断	4	
	提出本病例中其他的护理诊断	3	
	提出本病例中的医护合作问题	3	

续表5-4

项目及总分		操作要点	分值	语言沟通(参考)
护理措施 (50分)	一般护理 (8分)	休息与活动(保持病室环境安静,呼吸困难者取高枕卧位、半卧位或端坐位,依据心功能分级情况安排指导活动,合理安排休息与活动)	3	
		饮食护理(给予低热量、低钠、低脂、高维生素、富含营养的清淡易消化饮食,注意少吃多餐,忌生硬、辛辣、刺激、油炸、产气食物,依据心力衰竭程度限制钠盐,限制水分摄入,以"量出为入"为原则)	3	
		保持大便通畅,避免用力排便	2	
	病情观察 (8分)	常规观察项目(生命体征、心率、心律、意识、血气分析及血氧饱和度等)	4	赵某,现在需要为您监测一下体温、血压、呼吸、脉搏,请您配合
		重点观察项目(呼吸困难、肺部啰音、尿量、水肿消长等情况,判断病情有无好转;有无肺部感染、下肢静脉血栓等并发症征象)	4	
	对症护理 (10分)	针对目前患者呼吸困难、水肿提出护理措施	4	赵某,根据您的病情,现在需要给您吸氧
		常见并发症的预防和护理	3	
		通过角色扮演、情景模拟进行展示	3	
	用药护理 (10分)	洋地黄药物的不良反应	2	赵某,在应用洋地黄药物时需要严密监测心率和脉率,如有不适,请及时按呼叫器
		洋地黄药物的应用注意事项	2	
		洋地黄药物中毒的处理方法	2	
		利尿剂、血管紧张素转换酶抑制剂、血管扩张药物的注意事项	4	
	心理护理 (4分)	根据患者的具体情绪进行心理护理	2	
		情景模拟	2	
	健康教育 (10分)	疾病知识普及	5	
		生活指导	5	
综合评价 (10分)		内容严谨,语言自然,沟通有效,人文关怀恰到好处	5	
		实训总结、健康海报、思维导图重点突出、构图美观	5	
总分			100	

注:全过程(病例分析、小组讨论、任务展示、点评总结)90 min。

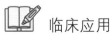 临床应用

1.慢性心力衰竭患者如何依据心功能分级安排休息与活动?

2.急性左心衰竭如何抢救护理?

3.慢性心力衰竭心脏再同步治疗目前有哪些进展?

请在网络平台完成作业(习题、主题讨论、思维导图等),上传操作视频与反思。

任务五 ● 原发性高血压患者的护理

情景案例:患者,李某,男性,60岁。发现"血压升高"6年,时服时停抗高血压药,血压波动较大。2 d前,患者于劳累后出现乏力、头痛、视力下降、视物模糊,且逐渐加重,入院就诊。体格检查:T 36.5 ℃,P 102 次/min,R 26 次/min,BP 180/120 mmHg。患者半卧位,意识清楚,焦虑不安,两肺底闻及湿啰音,心尖搏动位于左侧第6肋间锁骨中线外1 cm,心律齐。其余检查未见异常。

任务目标

1.掌握原发性高血压的评估及护理要点。

2.分析其临床表现和检查结果,提出护理诊断,采取正确的护理措施和健康教育。

任务实施

【实训步骤】

1.分析病例、分组讨论。

2.各组对分析结果讲解展示,情景模拟。

3.实训教师进行点评和总结。

4.完成实训报告、海报、思维导图等任务。

【临床思维能力训练】

见表5-5。

测量血压

表5-5　原发性高血压病例分析与评分标准

项目及总分	操作要点	分值	语言沟通(参考)
素质要求 (10分)	报告考核项目,语言流畅,态度和蔼,面带微笑	4	
	仪表大方,举止端庄,轻盈矫健	3	
	服装、鞋帽整洁,着装符合要求,发不过领	3	

续表 5-5

项目及总分	操作要点		分值	语言沟通(参考)
护理评估 (10分)	针对患者的症状、体征描述临床意义		4	• 您好,请问您叫什么名字? • 根据病情,现在需要了解一下您的身体情况,请您根据实际情况回答
	针对辅助检查结果描述临床意义		3	
	针对病史推断患者的病因、诱因等		3	
疾病诊断 (10分)	正确描述疾病名称及依据		4	
	正确描述目前的并发症		3	
	正确描述其心血管危险程度分级		3	
护理诊断 (10分)	提出本病例中首优的护理诊断		4	
	提出本病例中其他的护理诊断		3	
	提出本病例中的医护合作问题		3	
护理措施 (50分)	一般护理 (7分)	休息与活动(环境、体位、活动方式、活动时间等)	3	
		饮食护理(饮食原则为低盐、低脂饮食,适当饮水,饮食均衡)	2	
		其他生活护理(皮肤护理、口腔护理等)	2	
	病情观察 (10分)	常规观察项目(基本生命体征等)	5	
		重点观察项目(血压、头痛等)	5	
	对症护理 (10分)	针对目前患者头痛、视物模糊提出护理措施	4	
		高血压急症的护理措施和注意事项	3	
		通过角色扮演、情景模拟进行展示	3	
	用药护理 (10分)	口服抗高血压药的应用原则	4	
		抗高血压药的种类及不良反应	3	
		体位性低血压的处理方法	3	
	心理护理 (3分)	根据患者的焦虑情绪进行心理护理	1	
		情景模拟	2	
	健康教育 (10分)	疾病知识普及	5	
		生活指导	5	
综合评价 (10分)	内容严谨,语言自然,沟通有效,人文关怀恰到好处		5	
	实训总结、健康海报、思维导图重点突出、构图美观		5	
总分			100	

注:全过程(病例分析、小组讨论、任务展示、点评总结)90 min。

临床应用

1.高血压患者出现高血压危象时如何护理?

2.高血压患者发生体位性低血压时如何护理?

3.中医外治法治疗中青年高血压目前有哪些研究进展?

2.高血压非药物治疗目前有哪些研究进展?

请在网络平台完成作业(习题、主题讨论、思维导图等),上传操作视频与反思。

任务六　冠状动脉粥样硬化性心脏病患者的护理

情景案例:患者,石某,男性,57 岁。心绞痛病史 3 年,近 2 周来发作频繁。今晚 8 点饱餐后看足球比赛,突感左胸剧烈压榨样疼痛,并向左肩、左上肢内侧放射,舌下含服硝酸甘油 3 片,疼痛无缓解,并持续约 1 h,急诊入院。体格检查:T 38 ℃,P 88 次/min,R 22 次/min,BP 90/56 mmHg。意识清楚,表情痛苦,体型偏胖。心电图(ECG)示 $V_1 \sim V_5$ 导联 ST 段弓背样抬高。

任务目标

1.掌握冠状动脉粥样硬化性心脏病(简称冠心病)的评估及护理要点。

2.分析其临床表现和检查结果,提出护理诊断,采取正确的护理措施和健康教育。

任务实施

【实训步骤】

1.分析病例、分组讨论。

2.各组对分析结果讲解展示,情景模拟。

3.实训教师进行点评和总结。

4.完成实训报告、海报、思维导图等任务。

【临床思维能力训练】

见表 5-6。

冠心病护理

表5-6 冠心病病例分析与评分标准

项目及总分	操作要点		分值	语言沟通(参考)
素质要求 (10分)	报告考核项目,语言流畅,态度和蔼,面带微笑		4	
	仪表大方,举止端庄,轻盈矫健		3	
	服装、鞋帽整洁,着装符合要求,发不过领		3	
护理评估 (10分)	针对患者的症状、体征描述临床意义		4	● 您好,请问您叫什么名字? ● 根据病情现在需要了解一下您的身体情况,请您根据实际情况回答
	针对辅助检查结果描述临床意义		3	
	针对病史推断患者的病因、诱因等		3	
疾病诊断 (10分)	正确描述疾病名称及依据		4	
	正确描述目前的并发症		3	
	正确描述病情严重程度分级		3	
护理诊断 (10分)	提出本病例中首优的护理诊断		4	
	提出本病例中其他的护理诊断		3	
	提出本病例中的医护合作问题		3	
护理措施 (50分)	一般护理 (7分)	休息与活动(适当规律运动,血压升高时卧床休息,头部抬高等)	3	
		饮食护理(饮食原则为低盐、低脂饮食,饮水适量,营养均衡,富含维生素等)	2	
		其他生活护理(睡眠护理、排便护理等)	2	
	病情观察 (10分)	常规观察项目(基本生命体征等)	5	石某,现在需要为您监测体温、呼吸、血压和心率
		重点观察项目(血压、胸痛等症状)	5	
	对症护理 (10分)	针对目前患者胸痛提出护理措施	4	石某,股动脉穿刺点要加压包扎6 h后才能放松,被穿刺的这个肢体要12 h不能活动
		冠状动脉支架植入术后的护理措施和注意事项	3	
		通过角色扮演、情景模拟进行展示	3	
	用药护理 (10分)	溶栓药物的不良反应	4	石某,请您严格遵医嘱用药
		溶栓药物的注意事项	3	
		溶栓效果的判断	3	

续表 5-6

项目及总分	操作要点		分值	语言沟通(参考)
护理措施 (50分)	心理护理 (3分)	根据患者的具体情绪进行心理护理	1	
		情景模拟	2	
	健康教育 (10分)	疾病知识普及	5	
		生活指导	5	
综合评价 (10分)	内容严谨,语言自然,沟通有效,人文关怀恰到好处		5	
	实训总结、健康海报、思维导图重点突出、构图美观		5	
总分			100	

注:全过程(病例分析、小组讨论、任务展示、点评总结)90 min。

 临床应用

1. 冠心病患者进行冠状动脉支架植入术后如何护理?

2. 冠心病患者心电监护时如何护理?

3. 中医药治疗冠心病代谢组学目前有哪些研究进展?

4. 纳米粒子技术治疗缺血性心脏病目前有哪些研究进展?

请在网络平台完成作业(习题、主题讨论、思维导图等),上传操作视频与反思。

任务七 ● 肝硬化患者的护理

情景案例:患者,邢某,男性,58 岁。因腹胀 5 年,呕血、排柏油样便 3 d 入院。患者有乙型病毒性肝炎病史 20 年余,自述经治疗后好转。5 年前因乏力、腹胀、食欲减退而就医,但患者未遵医嘱规范治疗,上述症状反复发作。3 d 前突感上腹部不适,伴恶心、呕吐,呕出鲜红色血液,并排出柏油样便,量较多,伴头晕、心慌、冷汗等。体格检查:T 37.9 ℃,P 102 次/min,R 26 次/min,BP 95/75 mmHg。意识清楚,巩膜黄染,腹部膨隆,移动性浊音阳性,肝略缩小,脾大。B 超检查见肝内纤维增生,肝硬化结节形成,门静脉和脾静脉增宽。血常规检查示全血细胞减少。

任务目标

1.掌握肝硬化的评估及护理要点。

2.分析其临床表现和检查结果,提出护理诊断,采取正确的护理措施和健康教育。

任务实施

【实训步骤】

1.分析病例、分组讨论。

2.各组对分析结果讲解展示,情景模拟。

3.实训教师进行点评和总结。

4.完成实训报告、海报、思维导图等任务。

三腔二囊管
护理

【临床思维能力训练】

见表5-7。

表5-7　肝硬化病例分析与评分标准

项目及总分	操作要点	分值	语言沟通(参考)
素质要求 (10分)	报告考核项目,语言流畅,态度和蔼,面带微笑	4	
	仪表大方,举止端庄,轻盈矫健	3	
	服装、鞋帽整洁,着装符合要求,发不过领	3	
护理评估 (10分)	评估患者是否出现消化道症状(呕吐物与大便的颜色、形状和量)、全身情况(是否有消瘦、乏力、黄疸等)及是否出现并发症(消化道出血、肝性脑病、腹水、门静脉高压的表现等)	4	● 您好,请问您叫什么名字? ● 根据病情现在需要了解一下您的身体情况,请您根据实际情况回答
	针对辅助检查结果描述临床意义	3	
	针对病史推断患者的病因、诱因等	3	
疾病诊断 (10分)	正确描述疾病名称及依据	5	
	正确描述目前的并发症	5	
护理诊断 (10分)	提出本病例中首优的护理诊断	4	
	提出本病例中其他的护理诊断	3	
	提出本病例中的医护合作问题	3	

续表 5-7

项目及总分		操作要点	分值	语言沟通（参考）
护理措施 （50分）	一般护理 （5分）	休息与活动:大量腹水时取半坐卧位,失代偿期患者绝对卧床休息、活动时间等	2	邢某,您现在有大量的腹水,应采取半坐卧位,这样可以减轻心脏负担,缓解呼吸困难
		饮食护理:给予高热量、高蛋白、高维生素、低脂、易消化软食,晚期肝功能不良者给予低蛋白饮食;有腹水时给予低盐或无盐饮食,忌酒、咖啡等刺激性饮料及食物	2	
		皮肤护理:保持皮肤清洁,水肿时给予气垫床应用,用软枕及海绵垫托起阴囊,定时翻身,预防压疮发生	1	
	病情观察 （5分）	常规观察项目:基本生命体征等	1	
		重点观察项目:肝功能失代偿期大量腹水时,注意观察尿量,首次放腹水量应在 1 000 mL 左右,以后每次不超过 3 000 mL	4	
	对症护理 （10分）	针对目前患者乏力、腹胀、食欲减退的护理措施	4	
		三腔二囊管的护理措施和注意事项	3	
		通过角色扮演、情景模拟进行展示	3	
	三腔二囊管护理 （20分）	操作用物准备:三腔二囊管、弯盘、血压计、听诊器、血管钳、镊子、注射器、纱布、胶布、棉签、液状石蜡、牵引架、滑轮、牵引绳,0.5 kg 的牵引物等	5	• 邢某,根据您的病情,遵照医嘱需要为您留置三腔二囊管,请您配合 • 您准备好了吗? 现在我要为您插管了,您不要紧张,我会尽量轻一点
		插管护理:喷雾器进行咽喉部麻醉,将三腔管前端及气囊涂以液状石蜡,经鼻腔徐徐插入,深度为60 ~65 cm,证实在胃内;用注射器分别向胃气囊、食管气囊充气,再以牵引绳缚住三腔管,附以 0.5 kg 的沙袋,用滑轮固定架牵引三腔二囊管	5	
		插管后,定时抽吸胃内容物,判断出血是否停止,并根据需要注入止血药;定时放气,以免气囊导致周围黏膜糜烂、坏死;加强口、鼻腔护理	5	
		拔管护理:抽净两个气囊的气体,嘱患者口服液状石蜡,缓缓拔管;继续观察有无出血	5	
	心理护理 （3分）	根据患者的具体情绪进行心理护理	1	
		情景模拟	2	
	健康教育 （7分）	疾病知识普及(主要病因及诱发因素:乙型病毒性肝炎所致的肝硬化最常见,其次见于胆汁淤积、循环障碍、工业毒物或药物、营养障碍等因素)	4	邢某,您在住院治疗期间需要听从医务人员的指导,这样可以提高您的生活质量,延缓并发症的发生
		生活指导	3	

续表5-7

项目及总分	操作要点	分值	语言沟通(参考)
综合评价 (10分)	内容严谨、语言自然、沟通有效、人文关怀恰到好处	5	
	实训总结、健康海报、思维导图重点突出、构图美观	5	
总分		100	

注:全过程(病例分析、小组讨论、任务展示、点评总结)90 min。

 临床应用

1.肝硬化失代偿期的护理措施有哪些?

2.如何为肝硬化患者进行并发症预防指导?

请在网络平台完成作业(习题、主题讨论、思维导图等),上传操作视频与反思。

任务八　慢性肾衰竭患者的护理

情景案例:患者,史某,男性,39岁。食欲减退及夜尿增多2年,间断头痛、头晕、全身乏力1年余,恶心、呕吐、厌食1周。1周前劳累后上述症状加重,并逐渐出现心悸气急,不能平卧3 d。体格检查:T 36.5 ℃,P 100 次/min,R 26 次/min,BP 160/95 mmHg。呼吸深大,面色苍白,水肿,口腔有尿臭味,咽部无充血,双侧扁桃体无肿大,双肺底可闻及湿啰音,腹软,肝脾未触及。辅助检查:血红蛋白75 g/L,白细胞计数$8.2×10^9$/L;血钙1.95 mmol/L,血磷2.14 mmol/L,血氯106 mmol/L,血尿素氮(BUN)16 mmol/L,血肌酐(Scr)800 μmol/L,肾小球滤过率(GFR)8 mL/min,血pH 7.28。尿比重1.009,尿蛋白(++),红细胞4~6个/HP。影像检查:双肾缩小。

任务目标

1.掌握慢性肾衰竭的评估及护理要点。

2.分析其临床表现和检查结果,提出护理诊断,采取正确的护理措施和健康教育。

⏰ 任务实施

【实训步骤】

1. 分析病例、分组讨论。

2. 各组对分析结果讲解展示,情景模拟。

3. 实训教师进行点评和总结。

4. 完成实训报告、海报、思维导图等任务。

【临床思维能力训练】

见表5-8。

腹膜透析

表5-8　慢性肾衰竭病例分析与评分标准

项目及总分		操作要点	分值	语言沟通(参考)
素质要求 (10分)		报告考核项目,语言流畅,态度和蔼,面带微笑	4	
		仪表大方,举止端庄,轻盈矫健	3	
		服装、鞋帽整洁,着装符合要求,发不过领	3	
护理评估 (10分)		针对患者的症状、体征描述临床意义	4	● 您好,请问您叫什么名字? ● 根据病情现在需要了解一下您的身体情况,请您根据实际情况回答
		针对辅助检查结果描述临床意义	3	
		针对病程进展情况推断患者的病因、诱因	3	
疾病诊断 (10分)		正确描述疾病名称及依据	5	
		正确描述目前的并发症	5	
护理诊断 (10分)		提出本病例中首优的护理诊断	4	
		提出本病例中其他的护理诊断	3	
		提出本病例中的医护合作问题	3	
护理措施 (50分)	一般护理 (5分)	休息与活动(环境、体位、活动方式、活动时间等)	1	
		饮食护理:给予高热量、高脂肪、高维生素、优质蛋白、易消化饮食。有明显水肿、心功能不全者,应适当限制盐及水分	1	
		口腔护理:患者呼吸有氨臭味时,每日晨起、睡前、饭前、饭后用漱口水漱口;口腔糜烂时,涂锡类散或撒溃疡散;口唇干裂时涂以润滑剂	2	
		皮肤护理:保持皮肤清洁干燥,每日用温水擦洗;剪短指(趾)甲,以防抓破皮肤	1	

续表 5-8

项目及总分		操作要点	分值	语言沟通(参考)
护理措施 (50分)	病情观察 (5分)	常规观察项目:观察生命体征变化,患者出现谵妄、烦躁不安、惊厥时,按医嘱给予镇静剂	2	史某,如有不适,请及时告知我,我也会持续监测您的病情
		重点观察项目:准确记录24 h出入水量,密切观察尿量,24 h尿量少于50 mL时,立即通知医师及时处理	3	
	对症护理 (10分)	针对目前患者心悸、恶心、呕吐提出护理措施	4	
		腹膜透析的护理措施和注意事项	3	
		通过角色扮演、情景模拟进行展示	3	
	腹膜透析护理 (20分)	检查透析液有无混浊、絮状物、破漏及出厂日期,遵医嘱将药物加入透析液内,并加热至37 ℃	5	史某,经过一段时间的住院治疗,您的病情得到了明显的缓解,为了提高您的生活质量和自理能力,现在为您进行腹膜透析,请放松,请您配合
		透析时进液速度不宜太快,控制在3 min左右输完,腹腔停留4 h,然后将透析液引流出来,出液不宜太快,以防大网膜顺液流进透析管内	5	
		妥善固定导管,防止牵拉、扭转导管,保持患者大便通畅及避免咳嗽,防止导管出口处外伤引起感染,使用一次性无菌透气敷料,如需使用纱布,应在每次使用前消毒纱布,切勿用手直接接触透析管口,加强透析管口处观察与评估(皮肤有无渗血、漏液、红肿等,并且重视导管出口处的清洁、消毒等)	5	
		准确记录每次进出腹腔的时间、液量、颜色等,每2~3 d测血钾、血钠、血氯、尿素氮、肌酐和血气分析等,每3 d做透析液细菌培养	5	
	心理护理 (5分)	根据患者的具体情绪进行心理护理	2	
		情景模拟	3	
	健康教育 (5分)	疾病知识普及:腹膜透析简称腹透,是指利用腹膜的半透膜特性,将适量透析液引入腹腔并停留一段时间,借助腹膜毛细血管内血液及腹腔内透析液中的溶质梯度和渗透梯度进行水和溶质交换,以清除蓄积的代谢废物,纠正水、电解质、酸碱平衡紊乱。因腹膜透析安全、简便、有效、经济,因此可作为居家的一种治疗方式	3	
		生活指导	2	

续表 5-8

项目及总分	操作要点	分值	语言沟通（参考）
综合评价 （10分）	内容严谨、语言自然、沟通有效、人文关怀恰到好处	5	
	实训总结、健康海报、思维导图重点突出、构图美观	5	
总分		100	

注：全过程（病例分析、小组讨论、任务展示、点评总结）90 min。

 临床应用

1. 慢性肾衰竭患者应用腹膜透析发生并发症该如何护理？

2. 腹膜透析置管术前、术后如何护理？

3. 慢性肾衰竭患者腹膜透析治疗目前有哪些进展？

> 请在网络平台完成作业（习题、主题讨论、思维导图等），上传操作视频与反思。

任务九 ● 白血病患者的护理

情景案例：患者，陈某，男性，20 岁。因"头痛、骨痛 1 周，伴鼻出血、牙龈肿痛、高热 4 d"入院。自述在皮革厂工作 2 年。体格检查：T 39.5 ℃，P 115 次/min，R 22 次/min，BP 120/80 mmHg。面色苍白，胸骨下段压痛（+），肝脾中度肿大，全身体表淋巴结肿大，无压痛。血常规检查：白细胞计数 $110\times10^9/L$，红细胞大小不等，可找到幼稚细胞，血小板计数 $60\times10^9/L$，出血时间延长。遵医嘱需要进一步进行骨髓穿刺检查，进一步确诊，患者感到焦虑无助。

任务目标

1. 掌握白血病的评估及护理要点

2. 分析其临床表现和检查结果，提出护理诊断，采取正确的护理措施和健康教育。

任务实施

【实训步骤】

1. 分析病例、分组讨论。

2. 各组对分析结果讲解展示，情景模拟。

3.实训教师进行点评和总结。

4.完成实训报告、海报、思维导图等任务。

【临床思维能力训练】

见表5-9。

化疗药渗漏
护理

表5-9　白血病病例分析与评分标准

项目及总分	操作要点		分值	语言沟通（参考）
素质要求 （10分）	报告考核项目，语言流畅，态度和蔼，面带微笑		4	
	仪表大方，举止端庄，轻盈矫健		3	
	服装、鞋帽整洁，着装符合要求，发不过领		3	
护理评估 （10分）	针对患者的症状、体征描述临床意义		4	● 您好，请问您叫什么名字？ ● 根据病情现在需要了解一下您的身体情况，请您根据实际情况回答
	针对辅助检查结果描述临床意义		3	
	针对病史推断患者的病因、诱因等		3	
疾病诊断 （10分）	正确描述疾病名称		4	
	正确描述目前的并发症		3	
	正确描述病情严重程度分级		3	
护理诊断 （10分）	提出本病例中首优的护理诊断		4	
	提出本病例中其他的护理诊断		3	
	提出本病例中的医护合作问题		3	
护理措施 （50分）	一般护理 （7分）	休息与活动（贫血严重时卧床休息、适当活动）	3	
		饮食护理（饮食原则为高热量、高蛋白、高维生素饮食，流质饮食或软食无刺激食物等）	2	
		其他生活护理（皮肤护理、口腔护理等）	2	
	病情观察 （10分）	常规观察项目（基本生命体征等）	5	陈某，现在需要为您监测体温、呼吸、血压、心率
		重点观察项目（血常规、骨髓象等，区分正常和异常）	5	
	对症护理 （10分）	针对患者高热、出血等提出护理措施	4	陈某，骨髓穿刺后需要卧床休息4 h
		骨髓穿刺前后的护理措施和注意事项	3	
		通过角色扮演、情景模拟进行展示	3	
	用药护理 （10分）	化疗药物的不良反应	4	陈某，如果发现药物外渗，请及时按呼叫器
		化疗药物的注意事项	3	
		化疗药物外渗的处理方法	3	

续表 5-9

项目及总分	操作要点		分值	语言沟通(参考)
护理措施 (50分)	心理护理 (3分)	根据患者的具体情绪进行心理护理	1	
		情景模拟	2	
	健康教育 (10分)	疾病知识普及	5	
		生活指导	5	
综合评价 (10分)	内容严谨,语言自然,沟通有效,人文关怀恰到好处		5	
	实训总结、健康海报、思维导图重点突出、构图美观		5	
总分			100	

注:全过程(病例分析、小组讨论、任务展示、点评总结)90 min。

临床应用

1. 急性髓系细胞白血病患者发生鼻出血时如何护理?

2. 慢性髓系白血病患者脾大如何护理?

3. 白血病分子靶向治疗目前有哪些进展?

> 请在网络平台完成作业(习题、主题讨论、思维导图等),上传操作视频与反思。

任务十 糖尿病患者的护理

情景案例:患者,丁某,男性,23 岁。因"口干、多饮、体重减轻 10 个月,近 2 d 感冒后食欲减退,恶心、呕吐"入院就诊。患者家属描述,患者近日工作繁忙,以上症状明显加重。入院后体格检查:T 36 ℃,P 98 次/min,R 22 次/min,BP 100/70 mmHg,呼吸深大,可闻到烂苹果味,皮肤干燥,烦躁不安。生化检查:空腹血糖 11.1 mmol/L,餐后 2 h 血糖 16.4 mmol/L,甘油三酯、胆固醇升高,高密度脂蛋白降低,pH<7.0,尿酮体(+++)。

任务目标

1. 掌握糖尿病的评估及护理要点。

2. 分析其临床表现和检查结果,提出护理诊断,采取正确的护理措施和健康教育。

任务实施

【实训步骤】

1.分析病例、分组讨论。

2.各组对分析结果讲解展示,情景模拟。

3.实训教师进行点评和总结。

4.完成实训报告、海报、思维导图等任务。

【临床思维能力训练】

见表5-10。

血糖监测

表5-10 糖尿病病例分析与评分标准

项目及总分	操作要点		分值	语言沟通(参考)
素质要求 (10分)	报告考核项目,语言流畅,态度和蔼,面带微笑		4	
	仪表大方,举止端庄,轻盈矫健		3	
	服装、鞋帽整洁,着装符合要求,发不过领		3	
护理评估 (10分)	针对患者的症状、体征描述临床意义		4	● 您好,请问您叫什么名字? ● 根据病情现在需要了解一下您的身体情况,请您根据实际情况回答
	针对辅助检查结果描述临床意义		3	
	针对病史推断患者的病因、诱因等		3	
疾病诊断 (10分)	正确描述疾病名称		4	
	正确描述目前的并发症		3	
	正确描述病情严重程度分级		3	
护理诊断 (10分)	提出本病例中首优的护理诊断		4	
	提出本病例中其他的护理诊断		3	
	提出本病例中的医护合作问题		3	
护理措施 (50分)	一般护理 (7分)	休息与活动(环境、体位、活动方式、活动时间等)	2	
		饮食护理(饮食原则为限糖、低脂、控制热量饮食,饮水适量,饮食均衡等)	2	
		其他生活护理(皮肤护理、口腔护理等)	3	
	病情观察 (5分)	常规观察项目(基本生命体征等)	2	丁某,现在需要为您监测血糖、血压、心率
		重点观察项目(血糖、血酮、血 pH 等)	3	

续表 5-10

项目及总分		操作要点	分值	语言沟通(参考)
护理措施 (50 分)	对症护理 (15 分)	针对患者口干、多饮、恶心、呕吐提出护理措施	5	丁某,现在需要为您测血糖,请您配合
		快速测血糖的护理措施和注意事项	5	
		通过角色扮演、情景模拟进行展示	5	
	用药护理 (15 分)	使用胰岛素的不良反应	5	丁某,如果出现头晕、心慌,请及时按呼叫器
		使用胰岛素的注意事项	5	
		使用胰岛素出现低血糖的表现和处理方法	5	
	心理护理 (3 分)	根据患者的具体情绪进行心理护理	1	
		情景模拟	2	
	健康教育 (5 分)	疾病知识普及	2	
		生活指导	3	
综合评价 (10 分)		内容严谨,语言自然,沟通有效,人文关怀恰到好处	5	
		实训总结、健康海报、思维导图重点突出、构图美观	5	
总分			100	

注:全过程(病例分析、小组讨论、任务展示、点评总结)90 min。

 临床应用

1. 如何指导糖尿病患者预防糖尿病足?

2. 如何指导 2 型糖尿病患者口服降血糖药?

3. 糖尿病患者心理情绪评估工具有哪些? 如何使用?

请在网络平台完成作业(习题、主题讨论、思维导图等),上传操作视频与反思。

任务十一 　急性脑血管疾病患者的护理

情景案例:患者,程某,男性,50 岁。高血压 20 年,高脂血症 5 年。昨日晨起时发现左侧肢体麻木无力,至中午时症状逐渐加重不能缓解,遂急诊入院。体格检查:T 37 ℃,P 98 次/min,R 18 次/min,BP 160/100 mmHg。意识清楚,语言流利,左侧鼻唇沟浅,伸舌偏左,左侧上肢肌力 3 级,左下肢肌力 4 级,左侧巴宾斯基征阳性,左侧痛觉减退,双眼左侧偏盲。

任务目标

1. 掌握急性脑血管疾病的评估及护理要点。

2. 分析其临床表现和检查结果，提出护理诊断，采取正确的护理措施和健康教育。

任务实施

【实训步骤】

1. 分析病例、分组讨论。

2. 各组对分析结果讲解展示，情景模拟。

3. 实训教师进行点评和总结。

4. 完成实训报告、海报、思维导图等任务。

【临床思维能力训练】

见表5-11。

良肢位摆放

表5-11 急性脑血管疾病病例分析与评分标准

项目及总分	操作要点	分值	语言沟通（参考）
素质要求 （10分）	报告考核项目，语言流畅，态度和蔼，面带微笑	4	
	仪表大方，举止端庄，轻盈矫健	3	
	服装、鞋帽整洁，着装符合要求，发不过领	3	
护理评估 （10分）	针对患者的症状、体征描述临床意义	4	● 您好，请问您叫什么名字？ ● 根据病情现在需要了解一下您的身体情况，请您根据实际情况回答
	针对辅助检查结果描述临床意义	3	
	针对病史推断患者的病因、诱因等	3	
疾病诊断 （10分）	正确描述疾病名称	4	
	正确描述目前的并发症	3	
	正确描述病情严重程度分级	3	
护理诊断 （10分）	提出本病例中首优的护理诊断	4	
	提出本病例中其他的护理诊断	3	
	提出本病例中的医护合作问题	3	

续表 5-11

项目及总分		操作要点	分值	语言沟通(参考)
护理措施 (50分)	一般护理 (6分)	休息与活动(良肢位、积极康复运动等)	2	
		饮食护理(饮食原则为低盐、低脂饮食,饮水适量,饮食均衡等)	1	
		其他生活护理(皮肤护理、口腔护理等)	2	
	病情观察 (6分)	常规观察项目(基本生命体征等)	3	程某,现在需要为您监测体温、呼吸、血压、心率
		重点观察项目(血压、瞳孔、肌力等)	3	
	对症护理 (15分)	针对患者肢体偏瘫提出护理措施	5	现在需要为您评估肌力,请您配合
		肌力评估和良肢位摆放的注意事项	5	
		通过角色扮演、情景模拟进行展示	5	
	用药护理 (15分)	使用溶栓药的不良反应	5	如果出现头痛、头晕,请及时按呼叫器
		使用溶栓药的注意事项	5	
		使用抗高血压药的注意事项	5	
	心理护理 (3分)	根据患者的具体情绪进行心理护理	1	
		情景模拟	2	
	健康教育 (5分)	疾病知识普及	2	
		生活指导	3	
综合评价 (10分)		内容严谨,语言自然,沟通有效,人文关怀恰到好处	5	
		实训总结、健康海报、思维导图重点突出、构图美观	5	
总分			100	

注:全过程(病例分析、小组讨论、任务展示、点评总结)90 min。

临床应用

1. 急性脑血管疾病患者如何预防压疮、失用症?

2. 脑出血患者急性期的治疗护理要点是什么?

3. 预防急性脑血管疾病再发生的治疗有哪些?日常如何进行护理?

请在网络平台完成作业(习题、主题讨论、思维导图等),上传操作视频与反思。

模块六 妇产科常用护理技术

实践教学总体目标

1.掌握妇产科护理基本理论和基本知识。

2.掌握产前腹部检查、新生儿沐浴、自然分娩产前外阴消毒铺巾、妇科检查、会阴擦洗等护理技术知识。

3.具有良好的沟通能力,能运用不同方法为患者开展健康教育。

4.具有一定的信息技术应用和维护能力。

项目与学时分配

序号	项目名称	学时分配	备注
一	产前腹部检查	2	
二	枕前位分娩机制模拟	1	
三	自然分娩产前外阴消毒与铺巾	2	
四	自然分娩接产	2	
五	胎头吸引术	2	
六	新生儿沐浴	2	
七	母乳喂养的指导	1	
八	妇科检查	2	虚拟仿真
九	会阴擦洗	2	
总计		16	

任务一 ● 产前腹部检查

情景案例：李某，女性，25 岁，孕 36 周。自妊娠以来一直在门诊行产前检查，自诉上次检查至今无任何不适，今来院例行检查。如果你今天值班，请你对该孕妇进行产科腹部检查及骨盆测量。

任务目标

1. 通过腹部触诊检查，了解胎儿大小、胎产式、胎先露、胎方位及衔接情况，初步评估头盆是否相称、能否阴道分娩。

2. 能正确运用护理程序，为孕妇提供适合其身心需要的整体护理。

任务实施

【操作用物】

1. 治疗车上层　清洁治疗盘，一次性垫单、软尺、木质听筒、多普勒胎心监护仪、计时器、抽纸、速干手消毒剂、记录单。

2. 治疗车下层　医用垃圾桶、生活垃圾桶。

【操作流程与评分标准】

见表 6-1。

产前腹部检查

表 6-1　产前腹部检查操作流程与评分标准

项目及总分	操作要点	分值	语言沟通（参考）
素质要求 （6分）	报告考核项目，语言流畅，态度和蔼，面带微笑	2	
	仪表大方，举止端庄，轻盈矫健	2	
	服装、鞋帽整洁，着装符合要求，发不过领	2	
操作前准备 （8分）	核对孕妇信息，解释该项操作的相关事项，征得其同意，使之愿意合作	2	● 您好，请问您叫什么名字？ ● 李某，请问您自上次检查后有没有不舒服？今天做这次检查是了解下您的健康状况及胎儿的生长发育情况 ● 请您去卫生间方便一下，回来再进行检查
	评估环境：温、湿度适宜，安静整洁，光线适中，保护患者隐私	2	
	用物齐全且符合要求	2	
	修剪指甲，规范洗手，戴口罩	2	

续表 6-1

项目及总分	操作要点		分值	语言沟通(参考)
操作步骤 (78 分)	检查前准备 (10 分)	合理沟通、安置体位,操作者必要时温暖双手	2	● 请您平躺好,腿伸直,别紧张,放松,我帮您把上衣、裤带松一下,好吗? ● 让我先看看腹部情况,哦,有一点妊娠纹,不过这都是正常的,不用担心
		必要时设置屏风或隔帘遮挡孕妇,相关人员在场(口述)	2	
		视诊:观察孕妇腹部大小、形状,以及有无妊娠纹、手术瘢痕及水肿等	4	
		孕妇腹型是否正常,皮肤有无瘢痕及损伤等(口述)	2	
	测量宫高腹围 (10 分)	用软尺测量耻骨联合上缘中点至子宫底的长度,即为宫高值	5	下面我为您测量宫高和腹围
		用软尺经脐绕腹一周,即腹围值;根据测得的宫高和腹围值估算胎儿的大小	5	
	腹部四步触诊 (40 分)	第一步:检查者双手自然并拢,以两手指腹相对交替轻推,辨别宫底的胎儿部分	10	请您双腿屈曲,我来了解一下胎儿的情况,胎儿的头在这里,现在还没有入盆呢
		第二步:检查者双手掌置于腹部左右两侧,一手固定,另一手轻轻深按,两手交替,辨明腹部两侧的胎儿部分	10	
		第三步:检查者右手拇指与其他四指分开,置于耻骨联合上方握住胎先露部,查清先露部,并轻轻左右摇动以确定是否衔接	10	
		第四步:检查者面向孕妇足部,左右手分别置于胎先露部的两侧,沿骨盆入口向下深按,进一步核实胎先露部的诊断是否正确,并确定胎先露部入盆程度	10	
	胎心听诊 (10 分)	在正确位置涂抹适量耦合剂	3	下面我要听一下胎心音,了解下胎儿的情况
		将多普勒探头置于正确位置(胎儿背侧)	3	
		听诊胎心频率、节律、计时正确	4	
	检查后处理 (8 分)	协助孕妇整理衣裤	1	从刚才的检查来看,您的各项指标都是正常的,您放心。请下周再来做检查
		告诉孕妇检查的结果,并做适当解释	2	
		根据相应的孕周进行针对性的健康指导	2	
		整理用物	1	
		手消毒,记录检查结果	2	
综合评价 (8 分)	程序正确,动作规范,操作熟练		4	
	护患沟通有效,符合临床实际,操作体现人文关怀		4	
总分			100	

注:从操作步骤开始计时,至记录检查结果计时结束,操作时间为 10 min,每超过 15 s 扣 1 分,提前不加分;全过程超过 12 min 停止操作。

临床应用

1. 为胎位异常(臀位、横位)的孕妇,进行产科腹部检查时,应注意哪些问题?

2. 妊娠高血压综合征孕妇,出现下肢水肿(++),在实施产前检查时,应注意评估哪些内容?

3. 如何进行"互联网+"居家服务中的孕期健康指导?

> 请在网络平台完成作业(习题、主题讨论、思维导图等),上传操作视频与反思。

任务二 ● 枕前位分娩机制模拟

情景案例:王某,女性,31岁。初产妇,停经40^{+1}周。阴道见红5 h伴阵发性腹痛4 h入院。此次妊娠期行正规产前检查,未见明显异常。入院前1 d行B超检查示双顶径9.3 cm,股骨径7.3 cm,胎盘成熟度Ⅱ级,羊水指数10,胎动后胎心有加速。

任务目标

1. 能解释枕先露分娩的相关概念和完整步骤,并以左枕前位(LOA)或右枕前位(ROA)为例在模型上模拟操作。

2. 能正确运用护理程序,为产妇提供适合其身心需要的整体护理。

任务实施

【操作用物】

1. 治疗车上层　分娩机制模型、孕妇模型、婴儿模型、分娩机制录像。

2. 治疗车下层　医用垃圾桶、生活垃圾桶。

【操作流程与评分标准】

见表6-2。

分娩机转

表6-2　枕前位分娩机制模拟操作流程与评分标准

项目及总分		操作要点	分值
素质要求 (6分)		报告考核项目,语言流畅,态度和蔼,面带微笑	2
		仪表大方,举止端庄,轻盈矫健	2
		服装、鞋帽整洁,着装符合要求,发不过领	2
操作前准备 (10分)		评估环境:温、湿度适宜,安静整洁,光线适中,符合要求	1
		设置屏风或隔帘遮挡产妇(模型),保护产妇隐私	1
		无关人员回避(口述)	1
		核对产妇(模型),评估产妇(模型)是否有经阴道分娩的条件	5
		嘱产妇(模型)排尿,协助脱去裤子,臀下铺一次性垫单,取膀胱截石位,充分暴露会阴部,注意保暖	2
操作步骤 (74分)	衔接	胎头双顶径进入骨盆入口平面,胎头颅骨最低点接近或达到坐骨棘水平,胎头入盆时呈半俯屈状态,常以枕额径衔接	10
	下降	胎头沿骨盆轴下降的动作贯穿整个分娩过程,胎头下降的程度是判断产程进展的重要标志,可通过阴道指检来确定	10
	俯屈	当胎头继续下降至骨盆底时,枕部遇到肛提肌阻力,使处于半俯屈状态的胎头因杠杆原理,进一步俯屈,枕额径变为枕下前囟径	10
	内旋转	胎头为适应骨盆平面,枕骨向耻骨联合方向转45°,使其矢状缝与中骨盆及骨盆出口前后径相一致	10
	仰伸	胎头枕骨以耻骨弓为支点,胎头逐渐仰伸,胎头的顶、额、鼻、口、颏相继娩出。当胎头仰伸时,胎儿双肩径进入骨盆入口左斜径	12
	复位及外旋转	胎头娩出后,为恢复胎肩与胎头间的正常关系,胎儿枕部顺时针旋转45°称为复位,为使胎肩与骨盆出口前后径一致,前肩向前向中线旋转45°,枕部需继续顺时针旋转45°以保持头与肩膀的垂直关系	10
	胎肩及胎儿娩出	胎儿前(右)肩在耻骨弓下娩出,随即后(左)肩从会阴前缘娩出。胎体及胎儿下肢随之取侧位顺利娩出	12
综合评价 (10分)		程序正确,手法到位,姿势正确	4
		能阐述分娩机制过程	6
总分			100

注:从操作步骤开始计时,至胎儿娩出计时结束,操作时间为 8 min,每超过 15 s 扣 1 分,提前不加分;全过程超过 10 min 停止操作。

临床应用

1. 枕右前位的分娩过程中,助产士的接产步骤是什么?

2. 胎儿臀位的产妇分娩,助产士应按何种分娩机制进行处理?

3. 如何进行"互联网+"居家服务中的分娩知识宣教?

4. 对于社会层面,如何开展生育知识宣教和普及?

> 请在网络平台完成作业(习题、主题讨论、思维导图等),上传操作视频与反思。

任务三　● 自然分娩产前外阴消毒与铺巾

情景案例:李某,女性,25 岁。初产妇,第一产程。现宫口开大 10 cm,宫缩间歇 1 min,持续 50 s,强度中等,胎位 LOA,胎心率 140 次/min,胎膜已破,羊水正常,S = +2。请做好产前外阴准备。

任务目标

1. 熟练掌握并应用产前外阴消毒与铺巾的护理技术。

2. 能正确运用护理程序,为产妇提供适合其身心需要的整体护理。

任务实施

【操作用物】

1. 治疗车上层

(1)消毒用物:冲洗壶(1 000 mL,内盛 39 ~ 41 ℃的温水)、消毒包 1 个(内装弯盘 2 个、卵圆钳 4 把)、无菌持物钳 1 把、无菌持物钳筒 1 个、无菌干纱布缸 1 个、20% 肥皂液纱布缸 1 个、0.5% 碘伏纱布缸 1 个、垫单 2 块。

(2)铺巾用物:产包 1 个、器械包 1 个、新生儿护理包 1 个、无菌手套 2 副、速干手消毒剂、治疗卡。

2. 治疗车下层　医用垃圾桶、生活垃圾桶。

【操作流程与评分标准】

见表 6-3。

自然分娩产前
外阴消毒与
铺巾

表6-3　自然分娩产前外阴消毒与铺巾的操作流程与评分标准

项目及总分	操作要点		分值	语言沟通(参考)
素质要求 (6分)	报告考核项目,语言流畅,态度和蔼,面带微笑		2	
	仪表大方,举止端庄,轻盈矫健		2	
	服装、鞋帽整洁,着装符合要求,发不过领		2	
操作前准备 (8分)	核对产妇信息,解释该项操作的相关事项,征得产妇同意使之愿意合作		2	●您好,请问您叫什么名字? ●李某,刚才您配合得很好,产程进展顺利,胎心也很好,宝宝很快就能出生了。现在我需要为您做外阴消毒铺巾,以备接生 ●我去准备用物,请稍等
	评估产妇状况(宫缩、胎心、胎位及宫口开大情况等)		2	
	评估环境:温、湿度适宜,安静整洁,光线适中,符合要求		1	
	用物齐全且符合要求		1	
	修剪指甲,规范洗手,戴口罩		2	
操作步骤 (78分)	核对解释 (6分)	携用物至产床旁	1	您准备好了吗?现在我要为您进行外阴消毒及铺巾了,请您配合,如有不适,请及时告诉我
		告知外阴消毒铺巾的目的及配合要点	1	
		协助产妇取截石位,露出会阴部,评估外阴皮肤情况(口述)	2	
		铺垫单	2	
	肥皂水擦洗 (20分)	打开消毒包,用第一把卵圆钳,夹取肥皂水纱布	1	●李某,开始消毒了,可能有一点凉 ●我现在需要用温开水给您冲洗一下外阴,请放松
		第一块纱布擦洗阴阜、左右大腿内侧上1/3、左右腹股沟	3	
		第二块纱布(需传递)擦洗左右大阴唇、左右小阴唇、会阴体、两侧臀部、肛门,弃去卵圆钳	4	
		用温水依次冲洗:先中间、后两边、再中间(冲洗前试水温)	1	
		口述:及时观察产妇的反应,判断产程进展	2	
		取第二把卵圆钳,夹取肥皂水纱布	1	
		第一块纱布擦洗左右小阴唇、左右大阴唇、阴阜、腹股沟	3	
		第二块纱布擦洗左右大腿内侧上1/3、会阴体、臀部、肛门,弃去卵圆钳	4	
		用温水再次冲洗:先中间、后两边、再中间	1	

续表 6-3

项目及总分		操作要点	分值	语言沟通(参考)
操作步骤 (78 分)	纱布擦干 (6 分)	用第三把无菌卵圆钳,夹取无菌干纱布一块	1	
		由内向外拭干外阴水迹;弃去卵圆钳	5	
	消毒 (10 分)	用第四把无菌卵圆钳夹取碘伏纱布两块	1	
		第一块纱布消毒左右小阴唇、左右大阴唇、阴阜、腹股沟	3	
		第二块纱布消毒大腿内侧上 1/3、会阴体、臀部、肛门,弃卵圆钳	4	
		撤下污染垫单,更换清洁垫单	2	
	铺巾 (36 分)	按外科洗手法规范洗手(口述)	2	●李某,请抬一下臀部 ●请抬一下腿 ●已经铺好了,请您手不要触碰铺巾区域,如有不适,请及时告知我,谢谢您的配合
		助手检查产包后将产包外层打开	2	
		接生者穿手术衣	5	
		戴无菌手套	3	
		双手拿住产单的上侧两角,嘱产妇抬臀,将大产单铺于产妇臀下	6	
		取裤套(由助手协助抬起产妇右腿)穿于产妇右腿	4	
		同样方法穿左侧裤套	4	
		分别铺好腹部、大腿两侧的方巾	6	
		将会阴保护垫放于产妇会阴下方	2	
		准备接生物品、预热辐射台、准备接产(口述)	2	
综合评价 (8 分)		态度严谨,程序正确,操作规范熟练,动作轻柔	4	
		操作中体现以产妇为中心,做到人文关怀及产程观察	4	
总分			100	

注:从操作步骤开始计时,至口述准备接产计时结束,操作时间为 20 min,每超过 15 s 扣 1 分,提前不加分;全过程超过 22 min 停止操作。

临床应用

1.高龄初产妇,足月临产,宫口开全,宫缩正常,胎心、胎位正常。需要为其进行自然分娩前外阴准备,操作过程中有哪些注意事项?

2.经产妇,二胎足月临产,一胎为会阴左侧斜切开下阴道分娩。现宫口开大 4 cm,宫缩正常,胎心、胎位正常。需要为其进行自然分娩前外阴准备,操作过程中有哪些注意事项?

3.急产产妇的消毒铺巾如何进行并有哪些注意事项?

4.无痛分娩如何进行并有哪些注意事项?

请在网络平台完成作业(习题、主题讨论、思维导图等),上传操作视频与反思。

任务四　● 自然分娩接产

情景案例:李某,女性,25 岁。初产妇,第二产程。现宫口开大 10 cm,宫缩间歇 1 min,持续 50 s,强度中等,胎位 LOA,胎心率 140 次/min,胎膜已破,羊水正常,S = +2。请为其实施自然分娩接产技术。

任务目标

1. 掌握分娩技能,预防会阴裂伤、产后出血及新生儿窒息。
2. 能正确运用护理程序,为产妇提供适合其身心需要的整体护理。

任务实施

【操作用物】

1. 治疗车上层　产包 1 个、器械包 1 个、新生儿护理包 1 个、无菌手套 2 副、500 mL 生理盐水。
2. 治疗车下层　医用垃圾桶、生活垃圾桶。

【操作流程与评分标准】

见表 6-4。

自然分娩接产

表 6-4　自然分娩接产的操作流程与评分标准

项目及总分	操作要点	分值	语言沟通(参考)
素质要求 (6分)	报告考核项目,语言流畅,态度和蔼,面带微笑	2	
	仪表大方,举止端庄,轻盈矫健	2	
	服装、鞋帽整洁,着装符合要求,发不过领	2	
操作前准备 (8分)	核对产妇信息,解释该项操作的相关事项,征得产妇同意使之愿意合作	2	● 您好,请问您叫什么名字? ● 李某,产程进展顺利,宝宝很快就能出生了。现在我需要为您做接产准备,我们一起努力
	评估产妇状况(宫缩、胎心、胎位及宫口开大情况、消毒铺巾等)	2	
	评估环境:温、湿度适宜,安静整洁,光线适中,符合要求	1	
	用物齐全且符合要求	1	
	修剪指甲,规范洗手,戴口罩	2	

续表6-4

项目及总分		操作要点	分值	语言沟通(参考)
操作步骤 (78分)	接生者准备 (6分)	告知接产的目的及配合要点	1	李某,我马上要协助宝宝出生了,请配合我的指导,如有不适,请及时告知我
		按外科洗手法规范洗手(口述)	1	
		穿手术衣	2	
		戴无菌手套	2	
		按使用先后顺序有序摆放器械,清点纱布、器械	2	
	保护会阴 (4分)	开始保护的时机(口述)	2	
		保护会阴。右手虎口张开,大小鱼际肌紧贴会阴体两侧,宫缩时向内向上用力	2	
	娩出胎头 (10分)	左手协助胎头俯屈:在耻骨联合下方,轻压胎头枕部	5	● 李某,哈气,哈气…… ● 好,不哈气了
		协助胎头仰伸:协助胎头仰伸时,嘱产妇在宫缩时张口哈气以减轻腹压,宫缩间歇时稍向下屏气用力,避免胎头仰伸过快	5	
	娩出胎体 (18分)	协助胎头复位及外旋转:按胎方位及分娩机制,协助胎头复位及外旋转	2	李某,不要紧张,不要动
		助娩前肩:轻压胎儿头颈部,使前肩自耻骨联合下先娩出	4	
		助娩后肩:轻抬胎颈,使后肩从会阴前缘缓慢娩出	4	
		娩出胎体:后肩娩出后,保护会阴的右手放松,双手配合,协助胎体及下肢相继以侧位娩出	4	
	新生儿处理 (8分)	再次清理新生儿口腔、鼻腔黏液及羊水;进行阿普加(Apgar)评分	3	李某,请看一下,宝宝是男孩还是女孩
		初步断脐:口述断脐时机及部位	3	
		协助产妇辨认新生儿性别,确认无误后将新生儿交予另一位助产士	2	
	娩出胎盘 (8分)	置聚血盆于产妇臀下	2	● 李某,请休息一会,身体尽量不要动 ● 请稍向下屏气用力
		口述胎盘剥离征象,判断检查胎盘完全剥离	3	
		协助胎盘、胎膜娩出	3	
	检查胎盘、胎膜及脐带 (10分)	检查胎盘胎儿面及母体面大小、形态、小叶完整性,有无粗糙面,有无钙化以及边缘血管有无断裂等	4	
		检查胎膜结构、完整性、破裂口与胎盘边缘的距离等	3	
		检查脐带长度、形态、血管数目、附着部位及有无扭转及打结等	3	

续表6-4

项目及总分		操作要点	分值	语言沟通(参考)
操作步骤 (78分)	检查软产道 (8分)	测量出血量:口述测量出血方法	3	李某,我检查一下产道
		更换手套,生理盐水冲洗外阴	2	
		从外向内按顺序检查软产道	3	
	整理、记录 (6分)	清点纱布、器械无误后撤去用物,分类处理	2	● 李某,宝宝已经出生了,您和宝宝还需要在产房内留观2 h,在这个过程中,我会对您进行观察,如有不适,请您及时告诉我
		协助产妇取合适体位,保暖	2	
		实施健康教育	2	
综合评价 (8分)	态度严谨,程序正确,操作规范熟练,动作轻柔		4	
	操作中体现以产妇为中心,人文关怀恰到好处		4	
总分			100	

注:从操作步骤开始计时,至口述接产完毕计时结束,操作时间为20 min,每超过15 s扣1分,提前不加分;全过程超过22 min停止操作。

 临床应用

1.初产妇,足月临产,宫口开全,宫缩正常,胎心胎位正常。需要为其实施自然分娩接产,接产中有哪些注意事项?

2.经产妇,二胎足月临产,一胎为会阴左侧斜切开下阴道分娩。现宫口开大4 cm,宫缩正常,胎心胎位正常。需要为其实施自然分娩接产,操作过程中有哪些注意事项?产后留观过程中应该观察哪些内容?

3.如何进行自然分娩无保护会阴接产?有哪些注意事项?

4.如何进行自由体位分娩?有哪些注意事项?

请在网络平台完成作业(习题、主题讨论、思维导图等),上传操作视频与反思。

任务五 ● 胎头吸引术

情景案例：李某,女性,31岁。停经39周,阵发性腹痛2 h入院。体格检查:T 36.8 ℃, P 78 次/min,R 18 次/min,BP 120/75 mmHg,心肺听诊无异常,腹软。产科检查:胎心148 次/min,宫高34 cm,腹围95 cm,胎头已入盆,规律宫缩持续30~40 s,间歇4~5 min。阴道检查:宫口开大1 cm,胎头位于坐骨棘上2 cm,胎膜未破。骨盆外测量23-26-20-9 cm,估计胎儿大小为3 300 g。入院后按常规观察护理,第一产程进展顺利,下午4时阴道检查宫口开全,S=+2,胎位左枕横位(LOT),胎膜已破,宫缩规律持续50 s,间歇2~3 min,胎心好。指导产妇体位纠正胎方位,正确用力4 h胎头拨露不明显,宫缩间隔时间延长,强度减弱。再次阴道检查,宫口开全,S=+3,胎位LOA,胎心100 次/min。

产科诊断:继发性宫缩乏力,产程延长,胎儿宫内窘迫。需要立即手术助产。

任务目标

1.掌握胎头吸引术技能。

2.能正确运用护理程序,为产妇提供适合其身心需要的整体护理。

任务实施

【操作用物】

1.治疗车上层　分娩模型及产床、胎头吸引器、产包、导尿包、会阴切开缝合包、速干手消毒剂。

2.治疗车下层　医用垃圾桶、生活垃圾桶。

【操作流程与评分标准】

见表6-5。

胎头吸引术

表6-5　胎头吸引术的操作流程与评分标准

项目及总分	操作要点	分值	语言沟通(参考)
素质要求 (6分)	报告考核项目,语言流畅,态度和蔼,面带微笑	2	
	仪表大方,举止端庄,轻盈矫健	2	
	服装、鞋帽整洁,着装符合要求,发不过领	2	

续表 6-5

项目及总分	操作要点		分值	语言沟通(参考)
操作前准备（16 分）	核对产妇信息,解释该项操作的相关事项,取得产妇及家属同意手术,并签字		2	●李某,您好,我是助产士××。根据您的情况,马上要为您实施胎头吸引术,这个手术是帮助宝宝顺利出生的,请您不要紧张,我会一直在您身边照顾您
	产房安静、清洁,温度在 24～26 ℃,湿度在 50%～60%,光线适中		2	
	备齐用物,仪器设备处于功能状态(口述)		2	
	助产士换洗手衣、戴口罩		1	
	助产士观察宫缩及产程进展情况;监测胎心;指导产妇正确用力(口述)		2	
	助产士协助医生穿清洁无菌手术衣、戴无菌手套		2	
	产妇取膀胱截石位,助产士按分娩常规行外阴消毒、铺巾、导尿		2	
	必要时行会阴侧切(口述)		1	
	人员明确分工,有效合作		2	
操作步骤（70 分）	手术及术中的配合操作（54 分）	术者正确放置胎头吸引器	6	●您辛苦了! 不要担心,您配合得非常好,我们已经做好术前准备了,医生和我会一直在您身边 ●您马上就能见到宝宝了;一会儿听我的口令,注意呼吸,我们一起加油哦
		术者正确连接电动负压吸引器,形成负压	6	
		术者用右手中、示两指轻轻握持吸引器的牵引柄,左手中、示两指顶住胎头枕部,缓慢用力试牵引,了解吸引器与胎头是否衔接正确及是否漏气,等待 2～3 min,使胎头产瘤形成,吸引器已牢固地吸附于胎头上	10	
		助产士听胎心,术者在宫缩时缓缓循产轴方向牵引,先向下、向外协助胎头俯屈下降,当胎头枕部抵达耻骨联合下方时向上、向外牵引,使胎头逐渐仰伸直至双顶径娩出	10	
		助产士协助术者将牵引分娩时间控制在 10 min 内	6	
		胎头娩出后,松开止血钳,消除负压,取下吸引器	8	
		按分娩机转协助胎肩及胎体娩出	8	
	术后护理（16 分）	检查软产道,有切开或裂伤时缝合(口述)	2	●您的手术很顺利,母子平安,祝贺您 ●您很快就能回病房休息了 ●宝宝头上的产瘤是吸引器形成的负压所致,2～3 d 后会自然消失,您不必担心
		新生儿的护理(口述)	2	
		产房观察 2 h(口述)	4	
		保持外阴部清洁、干燥,促进休息	2	
		填写手术护理经过,术者签名	2	
		产后宣教	2	
		整理用物	2	

续表6-5

项目及总分	操作要点	分值	语言沟通(参考)
综合评价 (8分)	态度严谨,程序正确,动作规范,操作熟练	4	
	护患沟通有效,解释符合临床实际,人文关怀恰到好处	4	
总分		100	

注:从操作步骤开始计时,至整理用物计时结束,操作时间为8 min,每超过15 s扣1分,提前不加分;全过程超过12 min停止操作。

临床应用

1.对于体力消耗过大、精神疲惫的产妇,如何做好手术助产过程中的护理?

2.妊娠合并心脏病的产妇,进入第二产程,在实施胎头吸引术时,要注意哪些问题?

3.如何在常规孕期检查中进行分娩知识宣教(包括手术分娩知识)?

请在网络平台完成作业(习题、主题讨论、思维导图等),上传操作视频与反思。

任务六 ● 新生儿沐浴

情景案例:李某之子,男性,3日龄。今晨查房,母儿一般情况良好。作为责任助产士,请你按照护理程序对新生儿进行沐浴。

任务目标

1.熟练掌握并应用新生儿沐浴的护理技术。

2.能正确运用护理程序,为新生儿提供适合其身心需要的整体护理。

任务实施

【操作用物】

1.治疗车上层 浴巾2条、小毛巾2条、包被1条、清洁衣裤1套、尿布2块、婴儿洗发沐浴露1瓶、婴儿爽身粉1盒、儿童安全指甲剪1把、额温计1支、护臀油1瓶、围裙1条、75%酒精1瓶、弯盘2个、消毒棉签1包、无菌缸1个(内置纱布数块、脐带卷1卷)、持物钳1把、持物钳筒1个、一次性垫单1个、速干手消毒剂1瓶、治疗卡。

2.治疗车下层 医用垃圾桶、生活垃圾桶。

【操作流程与评分标准】

见表6-6。

新生儿沐浴

表6-6 新生儿沐浴操作流程及评分标准

项目及总分			操作要点	分值	语言沟通(参考)
素质要求 (6分)			报告考核项目,语言流畅,态度和蔼,面带微笑	2	
			仪表大方,举止端庄,轻盈矫健	2	
			服装、鞋帽整洁,着装符合要求,发不过领	2	
操作前准备 (16分)	评估环境 (口述) (3分)		安静、舒适,光线充足	1	
			室温为26~28 ℃	1	
			湿度为50%~60%	1	
	用物准备 (3分)		调整沐浴装置、摆放沐浴垫	1	
			备齐用物:摆放合理有序,便于操作	2	
	接新生儿 (4分)		核对新生儿信息,向产妇解释	1	李某,您好,给宝宝洗澡的时间到了,请问宝宝什么时间吃的奶?
			评估新生儿健康状况及产妇、家属的认知态度	2	
			规范洗手,系上围裙	1	
	新生儿准备 (6分)		将新生儿抱至操作台上	2	宝宝,躺好了,阿姨先把你的衣服脱掉,看看你的身体哦
			核对新生儿信息、测体温	2	
			松解衣服,检查全身情况(躯体及臀部)	2	
操作步骤 (68分)	面部擦洗 (10分)		测试水温,温热沐浴垫	2	宝宝,乖,阿姨给你洗洗澡
			抱(握持婴儿手法正确)婴儿放置沐浴床上	2	
			用小毛巾按顺序擦洗面部:眼(内眦→外眦)→鼻→嘴→额→面颊→下颌→外耳	6	
	洗头 (5分)		清洗头部,防止水溅入外耳道	5	先给宝宝洗洗脸、洗洗头
	身体洗浴 (30分)		洗浴顺序:颈部→对侧上肢→近侧上肢→胸腹部→对侧下肢→近侧下肢→背部→会阴部→臀部	15	
			注意皮肤皱褶处、会阴部及臀部清洗(女婴注意冲洗小阴唇皱褶处)	10	
			观察新生儿的精神反应及身体状况	5	

续表 6-6

项目及总分		操作要点	分值	语言沟通(参考)
操作步骤 (68 分)	沐浴后护理 (23 分)	洗毕,将新生儿抱回沐浴准备台上,迅速用浴巾包裹并拭干水渍	2	• 宝宝洗完了,来,阿姨给宝宝擦一擦 • 宝宝真漂亮,香喷喷的
		用干棉签拭干鼻孔、外耳道水渍	4	
		脐部护理:充分暴露脐部,用无菌干棉签沾干脐部,再用 75% 酒精消毒脐带残端及脐窝 2 次(口述:必要时包扎)	4	
		皮肤和臀部护理:在皮肤皱褶处扑婴儿爽身粉或婴儿皮肤护理油(必要时)(口述:必要时臀部涂抹护臀霜)	2	
		兜好尿布(避免遮盖脐部),裹好小毛毯	2	
		检查腕带,视情况修剪指甲(口述:腕带不清晰者给予补上)	2	
		送回母亲身边、核对,健康教育	4	
		整理用物(口述:医疗垃圾分类处理)	2	
		洗手,记录	1	
综合评价 (10 分)		操作流程完整、规范、熟练、动作轻柔	5	
		新生儿安全保护措施得当	2	
		与新生儿进行情感交流,解释符合临床实际,人文关怀恰到好处	3	
总分			100	

注:从操作步骤开始计时,至洗手、记录计时结束,操作时间为 12 min。每超过 15 s 扣 1 分,提前不加分;全程超过 13 min 停止操作。

临床应用

1. 正常足月新生儿出生后第 2 日,护理人员需要给新生儿清洁沐浴,宝宝母乳喂养时间为 0.5~1.0 h,在沐浴过程中需要注意哪些事项?

2. 2 月龄宝宝,体重偏胖,头部痂皮较多,在沐浴过程中需要注意哪些事项?

3. 如何进行"1+X"母婴护理员居家服务中的新生儿沐浴?

请在网络平台完成作业(习题、主题讨论、思维导图等),上传操作视频与反思。

任务七 母乳喂养的指导

情景案例：王某,女性,初产妇。2 d 前顺产一女婴。产妇因为没有经验,不能较好地喂养和解决喂养期间的问题。今日乳房胀痛,遂咨询护士如何给小宝宝喂奶。

任务目标

1. 熟练掌握并应用母乳喂养指导的护理技术。

2. 能正确运用护理程序,为产妇提供适合其身心需要的整体护理能力。

任务实施

【操作用物】

靠背椅、踏板或小凳、喂奶枕、温热水、清洁毛巾、乳房模型、婴儿模型。

【操作流程与评分标准】

见表6-7。

母乳喂养

表6-7 母乳喂养的指导操作流程及评分标准

项目及总分	操作要点		分值	语言沟通(参考)
素质要求 (6分)	报告考核项目,语言流畅,态度和蔼,面带微笑		2	
	仪表大方,举止端庄,轻盈矫健		2	
	服装、鞋帽整洁,着装符合要求,发不过领		2	
操作前准备 (8分)	评估环境:安静、舒适、温、湿度适宜,关闭门窗,保护患者隐私		3	
	用物齐备,摆放有序		2	
	修剪指甲,规范洗手,戴口罩		3	
操作步骤 (76分)	哺乳前准备 (10分)	给新生儿换清洁尿布	5	• 您好,王某,在母乳喂养前,需要先给宝宝换清洁尿布,避免在哺乳时或哺乳后给婴儿换尿布。若翻动,刚吃过奶的婴儿容易溢奶
		协助产妇洗手,清洁乳房	5	• 来,先洗下手,然后用温热毛巾清洁乳房 • 如果您的乳房过胀,应先挤掉少许乳汁,待乳晕发软时开始哺喂

续表 6-7

项目及总分	操作要点		分值	语言沟通（参考）
操作步骤 （76分）	哺乳的正确姿势 （25分）	指导产妇坐在靠背椅上，紧靠椅背，两腿自然下垂或踩在小凳上	5	• 每次哺乳您可以按照我给您指导的体位。这种体位可使您哺乳方便且舒适 • 奶水喷流过急时用示指与中指成"剪刀状"夹住乳房
		指导产妇用前臂、手掌及手指托住新生儿，新生儿头与身体保持一条直线	5	
		新生儿身体转向并贴近产妇，面向乳房，鼻尖对准乳头	5	
		指导产妇另一手呈"C"字形托起乳房	3	
		指导产妇用乳头碰婴儿的嘴唇，促使婴儿张嘴	2	
		待新生儿把嘴张大后，再把乳头及大部分乳晕放入婴儿口中	5	
	哺乳指导 （26分）	采用正确的哺乳姿势，避免奶水太急发生呛咳；防止乳房堵住新生儿鼻孔	5	• 王某，正确的含接姿势是宝宝的下颌贴在乳房上，嘴张得很大，将乳头及大部分的乳晕含在嘴中，宝宝有深而慢的吸吮，有时有停顿，能看到和听到吞咽 • 如果宝宝吃饱后一边乳房还胀奶，需要将乳汁及时挤干净 • 擦干净乳房后戴上合适的胸罩
		两侧乳房按顺序交替进行哺乳，新生儿吸吮奶头时间一侧不超过 20 min	5	
		指导吸完一侧乳房再吸另一侧乳房	5	
		指导产妇在哺乳的过程中注意观察婴儿的面色、呼吸	5	
		判断婴儿吸吮有效及吃饱的标准（口述：婴儿吃饱后自己放开乳头，看上去满足并有睡意。纯母乳喂养且奶量足够的宝宝每日小便 6~8 次）	3	
		哺乳完毕，用示指轻压婴儿下颌取出乳头，挤出少许乳汁涂抹在乳头上，以防乳头皲裂	2	
		不要让新生儿口含乳头睡觉（口述）	1	
	哺乳后指导 （15分）	哺乳结束后，将婴儿抱起轻拍背部 1~2 min，排出胃内空气以防溢奶	10	宝宝打嗝后再放下睡觉，右侧卧位，没有拍出嗝可以多抱会儿
		清洁整理哺乳用物	3	
		洗手，记录	2	
综合评价 （10分）	操作流程完整、规范、熟练、动作轻柔、态度可亲		5	
	随时注意给新生儿保暖		2	
	指导母亲进行有效的母乳喂养，解释符合临床实际，人文关怀恰到好处		3	
总分			100	

注：从操作步骤开始计时，至洗手、记录计时结束，操作时间为 15 min。每超过 15s 扣 1 分，提前不加分；全程超过 20 min 停止操作。

临床应用

1. 初产妇,剖宫产术后,缺乏母乳喂养的知识,不能有效进行母乳喂养,需要为其进行母乳喂养的指导,指导过程中有哪些注意事项?

2. 经产妇,在母乳喂养过程中,乳汁分泌越来越多,宝宝吃不完,经常乳房胀痛,不知如何处理,来院进行母乳喂养咨询。指导过程中需要注意哪些问题?

3. 如何进行"1+X"母婴护理员居家服务中的母乳喂养指导?

请在网络平台完成作业(习题、主题讨论、思维导图等),上传操作视频与反思。

任务八　妇科检查

情景案例:患者,刘某,女性,40岁。已婚。因"外阴瘙痒、白带量多、下腹部疼痛、发现左侧下腹部包块1周"来门诊就诊。需要对其进行妇科检查,并取阴道分泌物送检。

任务目标

1. 熟练掌握并应用妇科检查技术。
2. 能正确运用护理程序,为患者提供适合其身心需要的整体护理。

任务实施

【操作用物】

1. 治疗车上层　弯盘1个、纱布2块、一次性手套1包、一次性垫单1块、无菌生理盐水棉球1包、一次性阴道窥器2个、长棉签1包、干燥试管1个、速干手消毒剂。

2. 治疗车下层　医用垃圾桶、生活垃圾桶。

【操作流程与评分标准】

见表6-8。

妇科检查

表 6-8　妇科检查操作流程与评分标准

项目及总分		操作要点	分值	语言沟通(参考)
素质要求 (6分)		报告考核项目,语言流畅,态度和蔼,面带微笑	2	
		仪表大方,举止端庄,轻盈矫健	2	
		服装、鞋帽整洁,着装符合要求,发不过领	2	
操作前准备 (8分)		核对患者信息,解释该项操作的相关事项,征得患者同意,使之愿意合作	2	• 您好,请问您叫什么名字? • 刘某,根据医嘱需要给您进行妇科检查 • 我去准备用物,请稍等
		评估环境:温、湿度适宜,安静整洁,光线适中,符合要求	2	
		用物齐全且符合要求	2	
		修剪指甲,规范洗手,戴口罩	2	
操作步骤 (78分)	核对解释 (6分)	携用物至检查床旁,核对姓名	1	• 您准备好了吗? • 请您双手放身体两边,臀部靠近床边,身体不要动,如有不适,请及时告诉我
		告知患者配合要点,屏风遮挡,保护患者隐私	1	
		洗手	1	
		置垫单	1	
		协助患者脱去裤子、鞋子,躺于检查床上,摆截石位(必要时调节支架)	2	
	外阴视诊 (10分)	戴手套	1	• 刘某,现在我准备给您检查了,我会尽量轻一点,请您配合一下,如有不适,请及时告诉我 • 请您不要紧张,放松,深呼吸刘某,请稍向下屏气用力,好,可以了
		观察患者外阴部皮肤及黏膜、毛发等(口述:有无充血、水肿、溃疡、赘生物等异常情况)	4	
		分开大小阴唇观察尿道口、阴道口等有无异常	2	
		嘱患者稍向下屏气用力,观察有无子宫脱垂、阴道壁膨出等	2	
		脱去手套	1	
	阴道窥器 检查 (20分)	戴手套	1	刘某,请您放松,深呼吸
		取出一次性阴道窥器(必要时涂润滑剂)	1	
		将阴道窥器正确放置入阴道	4	
		观察:阴道、阴道黏膜、阴道后穹隆、子宫颈及分泌物情况	5	
		固定阴道窥器,用无菌棉签正确留取阴道内分泌物	4	
		正确取出阴道窥器	4	
		脱去手套	1	

续表 6-8

项目及总分		操作要点	分值	语言沟通（参考）
操作步骤 （78分）	双合诊检查 （20分）	戴手套,示指和中指涂润滑剂	2	● 刘某,请您放松,深呼吸 ● 刘某,这里疼不疼? ● 这里疼不疼?
		示指及中指正确放入阴道	2	
		了解阴道、阴道后穹隆、子宫颈情况	4	
		将阴道内的手指置于阴道后穹隆处	1	
		另一手放于腹壁,双手配合检查子宫情况	4	
		将阴道内手指移向左右两侧穹隆部	1	
		另一手放于腹壁,双手配合,分别检查双侧附件情况	4	
		正确退出手指	1	
		脱去手套	1	
	三合诊检查 （10分）	戴手套,示指和中指涂润滑剂	2	
		示指放入阴道,中指放入肛门	2	
		阴道内手指置于后穹隆处	1	
		另一手在腹壁配合检查子宫后壁、宫颈旁、直肠子宫陷凹、宫骶韧带、盆腔后壁、直肠阴道隔、骶骨前方及直肠内有无病变	4	
		退出手指	1	
	直肠-腹部诊检查 （6分）	适用于无性生活史、阴道闭锁或其他原因不宜做阴道检查者（口述）	1	
		戴手套,示指和中指涂润滑剂	2	
		检查时,一手示指放入直肠内,另一手在腹部配合检查	2	
		退出手指	1	
	检查后处理 （6分）	用纱布清洁外阴局部	1	● 好了,我帮您擦一下吧 ● 请下来休息一下
		协助患者整理衣物,下检查床	1	
		撤去垫单	1	
		脱去手套	1	
		整理用物,洗手,记录	2	
综合评价 （8分）		态度严谨,程序正确,操作熟练,动作轻巧	4	
		关心患者,注意保护患者隐私,沟通恰当有效,解释符合临床实际,操作过程中人文关怀恰到好处	4	
总分			100	

注:从操作步骤开始计时,至整理、洗手、记录计时结束,操作时间为10 min,每超过1 min扣1分,提前不加分;全过程超过20 min停止操作。

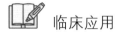 临床应用

1. 多发性子宫肌瘤患者,伴外阴瘙痒、白带增多。需要为其进行妇科检查,在进行检查时应注意哪些问题?

2. 阴道炎症患者,因外阴瘙痒,坐卧不宁,白带增多,有异味,在家中自行进行外阴清洗 3 d,症状不见缓解,同时出现尿频、尿痛症状,来妇科门诊就诊。需要为其进行妇科检查,在实施检查时有哪些注意事项?

3. 如何进行宫颈刮片试验?有何作用?

请在网络平台完成作业(习题、主题讨论、思维导图等),上传操作视频与反思。

任务九 ● 会阴擦洗

情景案例:陈某,女性,25 岁。于昨日上午 10 时行会阴左侧切娩出一女婴。如果你今日值班,请你对该产妇进行会阴擦洗护理。

任务目标

1. 熟练掌握并应用会阴擦洗的专科护理技术,为产妇或妇科患者清洁会阴,预防感染,同时观察会阴伤口愈合情况。

2. 能正确运用护理程序,为产妇提供适合其身心需要的整体护理。

任务实施

【操作用物】

1. 治疗车上层　垫单或一次性尿垫 1 块、会阴擦洗盘 1 个(内置消毒弯盘 2 个、消毒小镊子 2 把、浸有 0.5% 碘伏溶液棉球若干个)。

2. 治疗车下层　医用垃圾桶、生活垃圾桶。

【操作流程与评分标准】

见表 6-9。

会阴擦洗

表 6-9　会阴擦洗操作流程与评分标准

项目及总分	操作要点		分值	语言沟通(参考)
素质要求 (6分)	报告考核项目,语言流畅,态度和蔼,面带微笑		2	
	仪表大方,举止端庄,轻盈矫健		2	
	服装、鞋帽整洁,着装符合要求,发不过领		2	
操作前准备 (8分)	环境评估:安静、舒适,温、湿度适宜,关闭门窗		2	
	用物齐备、摆放有序		4	
	修剪指甲,规范洗手,戴口罩		2	
操作步骤 (76分)	核对检查 (24分)	核对患者信息、解释、屏风遮挡	3	• 您好,请问您叫什么名字? • 陈某,现在我要为您进行外阴擦洗,可以促进伤口愈合,预防感染,请您配合 • 子宫收缩良好,恶露也正常,您恢复得很好
		协助患者脱去裤子	3	
		评估:外阴伤口情况,分泌情况,有无水肿	6	
		安置体位	3	
		臀下铺一次性垫单	4	
		按压子宫,观察子宫收缩情况及恶露的量、颜色、气味	5	
	擦洗 (42分)	用镊子夹取浸有消毒药液的棉球传递,进行擦洗,共三遍	3	• 现在我要开始擦洗了,在擦洗过程中如有不适,请及时告诉我 • 请右侧卧位,可以避免恶露浸润伤口
		第一遍顺序:由上而下,由外而内	10	
		第二遍顺序:自内向外,或以伤口为中心,逐渐向外	10	
		第三遍顺序:同第二遍	10	
		擦洗部位消毒液待干	1	
		撤去垫单	3	
		协助患者穿裤,取会阴伤口对侧卧位	5	
	整理、记录 (10分)	整理用物	5	
		洗手、记录	5	
综合评价 (10分)	态度严谨,程序正确,动作规范,操作熟练		5	
	护患沟通有效,解释符合临床实际,人文关怀恰到好处		5	
总分			100	

注:从操作步骤开始计时,至洗手、记录计时结束,操作时间为 10 min,每超过 15 s 扣 1 分,提前不加分;全过程超过 12 min 停止操作。

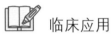 临床应用

1. 会阴左侧斜切开术分娩后产妇,生命体征平稳,恶露量多,色红,护士为其进行会阴擦洗护理,在护理操作中有哪些注意事项?

2. 外阴炎患者,阴道血性分泌物多,外阴潮红,已婚已产式,护士为其进行会阴擦洗护理。在实施会阴擦洗护理时有哪些注意事项?

3. 如何进行"1+X"母婴护理员居家服务中的会阴擦洗?

请在网络平台完成作业(习题、主题讨论、思维导图等),上传操作视频与反思。

模块七　儿科常用护理技术

实践教学总体目标

　　1.灵活运用护理程序,将"以人为中心""以健康问题为中心""以小儿家庭为中心"的理念融入生活护理、治疗护理、病情观察、健康教育和护患沟通等工作中。

　　2.掌握儿科护理基本理论和基本知识,能正确运用护理程序,为患儿及家庭提供适合其身心需要的整体护理能力。

　　3.具有良好的沟通能力,能运用不同方法为患儿及家庭开展健康教育。

　　4.具有一定的信息技术应用和维护能力。

项目与学时分配

序号	项目名称	学时分配	备注
一	小儿生长发育监测	2	
二	新生儿抚触	2	
三	暖箱的使用	1	
四	蓝光箱的使用	1	
五	人工喂养技术	2	
六	小儿头皮静脉输液技术	2	虚拟仿真
七	小儿股动脉穿刺采血技术	2	虚拟仿真
八	新生儿窒息复苏术	2	
	总计	14	

任务一 ● 小儿生长发育监测

情景案例:王某,男性,足月剖宫产儿,生后 1 个月。出生后常规健康体检。请评估该小儿生长发育情况。

任务目标

1. 了解小儿体格发育情况。

2. 评估其营养状况,以便于指导喂养及临床用药。

任务实施

【操作用物】

盘式秤(或坐式杠杆秤或站式杠杆秤)1 台,身长测量板 1 台,身高坐高仪 1 台。治疗盘内:软尺 1 把、一次性垫巾 1 块、速干手消毒剂 1 瓶、治疗卡。

【操作流程与评分标准】

见表 7-1。

表 7-1　小儿生长发育监测操作流程与评分标准

项目及总分	操作要点	分值	语言沟通(参考)
素质要求 (6分)	报告考核项目,语言流畅,态度和蔼,面带微笑	2	
	仪表大方,举止端庄,轻盈矫健	2	
	服装、鞋帽整洁,着装符合要求,发不过领	2	
操作前准备 (14分)	修剪指甲,规范洗手,戴口罩	2	● 您好,请问您的宝宝叫什么名字? ● 王某家长,现在需要评估宝宝生长发育情况 ● 您几点给宝宝喂的奶? ● 宝宝现在需要换尿布吗?
	核对小儿信息	2	
	解释该项操作的相关事项,征得小儿家长同意,使之愿意合作	2	
	评估小儿一般情况	2	
	评估环境:温、湿度适宜,安静整洁,光线适中,符合要求	2	
	用物齐全且符合要求,物品摆放便于操作,检查体重计、软尺、坐高计是否完好无损,是否可以正常使用,消毒液是否在有效期内	2	
	在体重秤及身长测量板上铺一次性垫单,体重秤校正,归"0"	2	

续表 7-1

项目及总分		操作要点	分值	语言沟通(参考)
操作步骤 (72分)	核对、检查 (4分)	抱小儿于操作台上,解开衣物及尿布,检查全身情况,必要时清理大小便	4	
	测量体重 (8分)	放置婴儿于秤盘上,注意保护孩子安全,视线与刻度线垂直,注意测量的准确性,读数(精确至10 g)	8	
	测量身长 (8分)	3岁以下婴幼儿用量板,采取卧位测量身长:小儿仰卧,助手将头肩扶正,头顶接触头板,测量者固定小儿膝部,使双下肢伸直,紧贴底板,移动足板紧贴足底,读量板两侧数值(精确至0.1 cm)	8	
	测量顶臀长 (8分)	3岁以下婴幼儿用身长测量板测量顶臀长:小儿仰卧于测量板上,助手将头肩扶正,测量者提起小儿小腿使髋关节、膝关节屈曲成90°,移动足板紧压臀部,读量床两侧刻度(精确至0.1 cm)	8	
	测量头围 (8分)	将软尺"0"点固定于头部一侧齐眉弓上缘,软尺紧贴皮肤,绕枕骨结节最高点,再经对侧眉弓上缘回至"0"点,读数(精确至0.1 cm)	8	
	测量胸围 (8分)	指导小儿背对母亲,在小儿平静呼吸时两手自然下垂,将软尺"0"点固定于一侧乳头下缘,拉软尺紧贴皮肤,经两侧肩胛骨下角下缘,再经对侧乳头下缘回至"0"点,取平静吸气末与呼气末的平均数值(精确至0.1 cm)	8	
	测量腹围 (8分)	将软尺"0"点固定于剑突与脐连线的中点,经同一水平绕腹部一周回至"0"点,读数(精确至0.1 cm)	8	
	测量上臂围 (8分)	小儿两手自然下垂,将软尺"0"点固定于小儿一侧肩峰至鹰嘴连线的中点处,沿该水平绕上臂一周,回到"0"点,读数(精确至0.1 cm)	8	
	检查前囟 (8分)	在安静状态下,用示指和中指检查,先检查囟门是否闭合及张力大小,并手测前囟大小	4	宝宝,你好可爱、好乖呀,阿姨非常喜欢你哦
		如需精确测量,则应用软尺测量前囟两对边中点连线的长度,记录(精确至0.1 cm)	4	
	检查后处理 (4分)	包裹好小儿,所有数值记录在复诊卡上	1	
		对家长做好健康指导	2	
		整理用物,洗手,记录	1	

续表 7-1

项目及总分	操作要点	分值	语言沟通(参考)
综合评价 (8分)	态度严谨,程序正确	2	
	动作规范,操作熟练	2	
	操作过程保护小儿安全,解释符合临床实际,体现人文关怀	2	
	注意测量的准确性	2	
总分		100	

注:从操作步骤开始计时,至整理用物、洗手、记录计时结束,操作时间为 8 min,每超过 15 s 扣 1 分,提前不加分;全过程超过 10 min 停止操作。

 临床应用

1.水肿患儿在进行体重测量时需要注意哪些事项?

2.3 岁以下婴幼儿在测量身高时需要采取何种体位,在测量过程中需要注意什么?

请在网络平台完成作业(习题、主题讨论、思维导图等),上传操作视频与反思。

任务二 ● 新生儿抚触

情景案例:李某,男性,足月儿,出生后 26 日龄。一般情况良好,已完成沐浴。按照护理程序对新生儿进行抚触护理。

任务目标

1.了解新生儿抚触的目的。

2.熟练应用新生儿抚触的护理技术。

任务实施

【操作用物】

治疗车、新生儿润肤油、新生儿干净衣裤 1 套、浴巾、小毛毯 1 条、毛巾 2 条、尿布或纸尿裤、抚触记录单、速干手消毒剂。

【操作流程与评分标准】

见表 7-2。

表 7-2 新生儿抚触操作流程与评分标准

项目及总分		操作要点	分值	语言沟通(参考)
素质要求 (6分)		报告考核项目,语言流畅,态度和蔼,面带微笑	2	
		仪表大方,举止端庄,轻盈矫健	2	
		服装、鞋帽整洁,着装符合要求,发不过领	2	
操作前准备 (16分)	评估环境 (3分)	室内安静、舒适,光线充足	1	
		室温在 26~28 ℃	1	
		湿度在 50%~60%	1	
	用物准备 (3分)	用物齐全,摆放有序	2	
		播放轻音乐	1	
	护士准备 (10分)	核对新生儿信息	2	
		向家长解释	2	
		评估新生儿健康状况及家属的认知态度	4	
		用流动水规范洗手	2	
操作步骤 (70分)	头面部抚触 (12分)	取适量新生儿润肤油,摩擦温暖双手	1	●来,宝宝笑一笑,阿姨给你揉揉,可以健康成长哦 ●宝宝和阿姨来捏捏小手吧
		使新生儿取仰卧位,双手拇指从其前额中央沿眉骨向外推压至发际	4	
		双手拇指从下颌中央向外上方推压,止于耳前,划出一个微笑状	3	
		一手托住其头,另一只手的指腹从其前额发际向上、耳后滑动按摩至后发际,停止于耳后乳突处,避开囟门轻轻按压	2	
		同样方法抚触另一侧	2	
	胸部抚触 (8分)	左右手从两侧肋缘交替向上滑行至新生儿对侧肩部(在其胸部避开乳头部位)画出一个"X"形大交叉	8	
	腹部抚触 (12分)	双手交替,按顺时针方向抚触腹部	9	李某家长,我已为您的宝宝抚触完毕,宝宝全身情况很好
		右上腹至右下腹,画出字母"I"	1	
		右上腹→左上腹→左下腹,画出倒置字母"L"	1	
		右下腹→右上腹→左上腹→左下腹抚触,画出倒置字母"U"	1	

续表 7-2

项目及总分		操作要点	分值	语言沟通(参考)
操作步骤 (70分)	上肢抚触 (12分)	两手交替,从上臂至腕部轻轻挤捏新生儿的手臂	2	他可能有些累了,您喂一下就可以让他睡觉了。您也要注意观察孩子,有什么情况可及时联系我,请您好好休息
		双手挟着手臂,上下轻轻搓滚肌肉群至手腕	2	
		从近端至远端抚触手掌	1	
		逐次牵拉新生儿手指各关节	1	
		同法抚触另一侧上肢	6	
	下肢抚触 (12分)	双手交替握住新生儿一侧下肢从近端到远端轻轻挤捏	2	
		双手挟着下肢,上下轻轻搓滚肌肉群至脚踝,用力适当	2	
		从近端到远端抚触脚掌	1	
		逐次牵拉新生儿脚趾各关节	1	
		同法抚触另一侧下肢	6	
	背部臀部抚触 (6分)	使新生儿取俯卧位,头侧向一边	1	● 来,宝宝,翻翻身,阿姨来给你按摩背部 ● 宝宝,真乖,阿姨太喜欢你了
		以脊椎为中分线,双手分别在脊椎两侧滑动抚触,从肩部向下至骶部,用力适当	2	
		双手在两侧臀部做环形抚触	2	
		用手掌从头部向下抚触至臀部	1	
	抚触后处理 (8分)	穿尿布、穿衣、裹好小毛毯	2	
		送至家长处	1	
		核对母婴信息,健康教育	2	
		整理用物	2	
		洗手,记录	1	
综合评价 (8分)		操作流程完整、规范、熟练	2	
		动作轻柔、安全保护措施得当	4	
		操作过程面带微笑,与新生儿进行情感交流	2	
总分			100	

注:从操作步骤开始计时,至洗手、记录计时结束,操作时间为 10 min,每超过 15 s 扣 1 分,提前不加分;全过程超过 12 min 停止操作。

📖 临床应用

1.健康新生儿,为促进其生长发育需要每日进行抚触,请问在抚触过程中需要注意些什么?

2.积食患儿如何进行抚触?

请在网络平台完成作业(习题、主题讨论、思维导图等),上传操作视频与反思。

任务三　●　暖箱的使用

情景案例:患儿,王某之子,男性,出生后 30 min。早产儿(胎龄 33 周),出生体重 1.8 kg,体温 35.5 ℃,反应稍差。遵医嘱给予暖箱护理。

📜 任务目标

1.了解暖箱的使用目的。

2.熟练使用暖箱。

⏰ 任务实施

【操作用物】

治疗车、婴儿暖箱、小量杯 1 个(内盛蒸馏水或灭菌用水)、安抚奶嘴 1 个、干净纸尿裤或尿布、婴儿辐射台、额温计、包被、婴儿车、病历夹。

【操作流程与评分标准】

见表 7-3。

表 7-3　暖箱的使用操作流程与评分标准

项目及总分	操作要点	分值	语言沟通(参考)
素质要求 (6分)	报告考核项目,语言流畅,态度和蔼,面带微笑	2	
	仪表大方,举止端庄,轻盈矫健	2	
	服装、鞋帽整洁,着装符合要求,发不过领	2	

续表 7-3

项目及总分		操作要点	分值	语言沟通(参考)
操作前准备 (20分)	护士准备 (2分)	修剪指甲,规范洗手,戴口罩	2	
	评估环境 (2分)	安静、舒适,光线充足,无对流风,无阳光直射;室温为24~26℃,湿度为50%~60%	2	
	评估患儿 (2分)	评估患儿胎龄、出生体重、日龄、一般情况(口述)	2	
	暖箱、辐射台准备 (10分)	暖箱消毒时间在有效期内(口述)	2	王某,您的宝宝体温偏低,需要进行暖箱治疗,请您配合;治疗期间,我们会很好地照顾宝宝,您也可以在规定时间内来看望宝宝
		接通电源,检查暖箱性能,水槽内加2/3量的蒸馏水	2	
		洗手,铺床单,放温、湿度计	2	
		根据患儿的胎龄、出生体重、日龄,调节箱温并预热暖箱	2	
		检查辐射台性能,预热辐射台	2	
	患儿准备 (4分)	向患者家属解释	2	
		核对患儿床头卡、胸卡、腕带	2	
操作步骤 (66分)	入箱 (30分)	洗手,戴口罩	2	宝宝,我们现在进入暖箱了,这里可暖和了,宝宝不要害怕,阿姨会陪着宝宝哦
		在辐射台上检查患儿一般情况;穿单衣、换尿布、必要时测体温(口述)	4	
		检查箱温升至预热温度,打开箱门将新生儿抱入暖箱,将患儿安置合适体位,查看入箱时间	6	
		关闭箱门,注意各管道的通畅	6	
		核对床头卡、胸卡、腕带,移床头卡至暖箱,将患儿用物放入箱柜	6	
		洗手,记录患儿入箱时间、一般情况	6	
	入箱后护理 (16分)	观察患儿面色、生命体征、皮肤变化	4	
		定时测量体温,根据体温随时调节箱温,维持暖箱内温、湿度适宜	4	
		一切护理操作应尽量在箱内集中进行,以免箱内温度波动	4	
		严格执行操作规程,定期检查暖箱有无故障、失灵现象	4	

续表7-3

项目及总分	操作要点		分值	语言沟通(参考)
操作步骤 (66分)	出箱 (10分)	患儿达到出箱条件,遵医嘱给予出箱(口述)	2	宝宝,我们现在出暖箱了。咱们去找爸爸妈妈了
		洗手,核对,在辐射台上预热包被,铺好婴儿车	2	
		抱出患儿至辐射台,查看出箱时间	2	
		检查患儿皮肤情况,更换尿布,包好患儿,放入婴儿车,送回病房	2	
		洗手,记录患儿出箱时间、一般情况	2	
	终末处理 (10分)	切断电源,放掉水槽内蒸馏水,用消毒液擦拭暖箱备用	6	
		整理用物,医疗垃圾分类处理	4	
综合评价 (8分)	程序正确、操作规范熟练		2	
	动作轻柔敏捷,新生儿安全保护措施得当		2	
	关爱新生儿,有良好的情感交流		2	
	态度和蔼可亲、语言恰当		2	
总分			100	

注:从操作步骤开始计时,至洗手、记录计时结束,操作时间为8 min,每超过15 s扣1分,提前不加分;全过程超过10 min停止操作。

 临床应用

1. 早产儿,女性,出生后2 d。现呼吸急促,患儿胎龄36周,出生体重1.7 kg,体温35.5 ℃,听诊双肺呼吸音低。现需要为该患儿使用暖箱保暖,其暖箱温度应设置多少?依据是什么?

2. 早产儿,出生后一直使用暖箱保暖,该早产儿符合哪些条件可以出箱?

请在网络平台完成作业(习题、主题讨论、思维导图等),上传操作视频与反思。

任务四 ● **蓝光箱的使用**

情景案例:患儿,赵某,男性,15 日龄。早产儿(胎龄 31 周),出生体重 1.8 kg。血清总胆红素 310.5 μmol/L。医嘱:光疗 8 h。

任务目标

1. 了解蓝光箱的使用目的。
2. 熟练使用蓝光箱。

任务实施

【操作用物】

治疗车、蓝光箱、婴儿辐射台、眼罩、纸尿裤或尿布,工作人员墨镜、蒸馏水 3 瓶(500 mL)、温湿度计、一次性垫巾。必要时备体温计、儿童指甲剪、婴儿体重秤。

【操作流程与评分标准】

见表 7-4。

表 7-4　蓝光箱的使用操作流程与评分标准

项目及总分	操作要点	分值	语言沟通(参考)
素质要求 (6分)	报告考核项目,语言流畅,态度和蔼,面带微笑	2	
	仪表大方,举止端庄,轻盈矫健	2	
	服装、鞋帽整洁,着装符合要求,发不过领	2	
操作前准备 (30分)	评估环境:安静、舒适、清洁,温度 22~24 ℃,湿度 55%~65%,避免对流风	2	赵某家长,宝宝出现了黄疸,需要进行蓝光治疗,请您配合;治疗期间,我们会很好照顾宝宝的,您也可以在规定时间内来看望宝宝
	用物准备:用物齐备、摆放有序	2	
	护士准备:修剪指甲,规范洗手,戴口罩	2	
	蓝光箱准备:接通电源,检查蓝光箱性能及灯管亮度、灯管使用记录	6	
	水槽内加 2/3 蒸馏水,铺床	8	
	调节箱温并预热蓝光箱	6	
	核对患儿信息	2	
	向家长解释	2	

续表7-4

项目及总分	操作要点		分值	语言沟通(参考)
操作步骤 (58分)	入箱 (30分)	快速洗手,戴口罩,检查患儿全身情况	2	宝宝,我们现在进入蓝光箱了,宝宝不要害怕,阿姨会一直陪伴你、照顾你的哦
		必要时再给予测体重、测体温、测胆红素值	2	
		患儿戴眼罩,尿布遮盖会阴,其余部位裸露在外	6	
		检查箱温升至预热温度,打开箱门将新生儿抱入箱内,安置患儿于合适体位	4	
		关闭大箱门	2	
		护士戴墨镜	4	
		打开蓝光灯,记录开灯时间	2	
		再次核对,将患儿用物分类放置	6	
		快速手消毒,记录	2	
	观察 (6分)	密切观察患儿面色、生命体征及黄疸进展程度	6	
	出箱 (14分)	患儿达到出箱条件,遵医嘱出蓝光箱(口述)	2	宝宝,你的指标都正常了,咱们去找爸爸妈妈了
		手消毒,核对信息	2	
		预热包被,铺好婴儿车	4	
		关闭蓝光灯,记录关灯时间	2	
		抱出患儿至婴儿车,去除眼罩,包好婴儿,送回	4	
	终末处理 (8分)	切断电源,放掉蒸馏水,消毒液擦拭备用	4	
		撤用物,医疗垃圾分类处理	2	
		洗手,记录	2	
综合评价 (6分)	态度严谨,程序正确,操作规范熟练		2	
	动作轻柔敏捷		2	
	新生儿安全保护措施得当		2	
总分			100	

注:从操作步骤开始计时,至洗手、记录计时结束,操作时间为8 min,每超过15 s扣1分,提前不加分;全过程超过10 min停止操作。

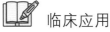 临床应用

1. 黄疸患儿,男性,出生后6 d,患儿胎龄36周,出生体重2.2 kg,体温36.2 ℃。听诊双肺呼吸音正常,需要光疗4 h。在光疗过程中患儿可能会出现哪些不良反应?

2. 黄疸患儿遵医嘱进行光疗,在实施光疗护理时需要注意什么?

请在网络平台完成作业(习题、主题讨论、思维导图等),上传操作视频与反思。

任务五 ● **人工喂养技术**

情景案例：李某，男性，7 日龄，一般情况良好。母亲因身体状况不能母乳喂养，上午8 时左右，李某发出饥饿信号，边哭边觅食，现需为李某进行人工喂养。

任务目标

1. 了解人工喂养与母乳喂养的区别。

2. 熟练应用人工喂养的护理技术。

任务实施

【操作用物】

奶粉、已消毒奶瓶、热水壶、凉水壶、已消毒婴儿碗、婴儿纸巾、小毛巾、长条毛巾、纸尿裤

【操作流程与评分标准】

见表 7-5。

表 7-5　人工喂养技术操作流程与评分标准

项目及总分	操作要点	分值	语言沟通（参考）
素质要求 （6分）	报告考核项目，语言流畅，态度和蔼，面带微笑	2	
	仪表大方，举止端庄，轻盈矫健	2	
	服装、鞋帽整洁，着装符合要求，发不过领，报告项目，语言流畅，态度和蔼，面带微笑	2	
操作前准备 （14分）	核对宝宝信息，向宝宝家属解释该项操作的相关事项，征得宝宝家属同意	2	• 您好，请问宝宝叫什么名字？ • 李某家长，宝宝到吃奶的时间了，我来给宝宝喂奶可以吗？ • 我先看一下宝宝，宝宝状况很好，没有大便，不需要更换纸尿裤 • 我去准备用物，请稍等
	护士准备：仪容、仪表整洁大方，洗净双手，语言流畅	2	
	环境准备：空气清新，室内温度适宜，相对安静	2	
	用物准备：物品准备齐全，符合操作要求	2	
	宝宝准备：宝宝平卧于婴儿床上，盖好被子。评估宝宝的情绪及身体状况，检查宝宝的纸尿裤是否需要更换	6	

续表7-5

项目及总分		操作要点	分值	语言沟通(参考)
操作步骤 (70分)	冲调奶粉 (28分)	护理员洗净双手	2	
		检查奶粉:查看年龄段、保质期、冲调比例、冲调水温	5	
		拧开奶瓶盖,倒置防尘盖	1	
		加水:把适量冷、热开水倒入已消毒婴儿碗内,调试水温至40~60℃,倒入奶瓶调试水量(水平位30 mL)	5	
		加奶粉:自带奶粉勺盛满刮平,奶粉勺归位,合上奶粉桶盖	5	
		奶瓶盖盖摇匀,使奶粉充分溶解	5	
		拧开奶瓶盖并倒置防尘盖,在手腕内侧测试奶温,并检测奶速、奶温	5	
	人工喂养 (25分)	将宝宝抱起,使手臂与宝宝身体成一条直线,头高臀低,并在宝宝下颌垫上小毛巾	5	•宝宝,饿了吧?我们吃奶吧 •宝宝,张嘴。宝宝真棒,吃奶真香啊 •宝宝不吃了?是不是吃饱了?来,阿姨给宝宝擦擦嘴巴。嗯,宝宝真干净
		拿起奶瓶倾斜45°,奶液充满奶嘴,用奶嘴轻触宝宝嘴唇,待其张开嘴时顺势将奶嘴送入口中	5	
		喂奶过程密切观察宝宝的反应,并与宝宝进行交流,使其愉悦	5	
		宝宝主动吐出奶嘴表示宝宝已经吃饱,应停止喂奶	5	
		喂奶结束用小毛巾或婴儿纸巾擦拭宝宝口周的奶液	5	
	拍嗝、卧位 (15分)	护士肩搭长条大毛巾,竖抱起新生儿,身体后倾,让宝宝下巴放在护士肩部,身体趴在护士前胸	5	•宝宝,阿姨抱抱,给你拍个嗝 •来,拍拍宝宝的后背,打嗝不胀气 •宝宝,吃饱了好好睡一觉吧
		护士一手抱宝宝臀部,另一只手空心掌轻拍宝宝背部使其出嗝	5	
		拍出嗝后给宝宝右侧卧位0.5 h	5	
	整理用物 (2分)	物品整理归位	2	
综合评价 (10分)		沟通交流:态度和蔼;言语通俗易懂、礼貌、亲切;语速适中	3	
		安全照护:操作动作轻柔、准确、熟练、安全	3	
		人文关怀:体现对新生儿的尊重,注意观察有无不适	4	
总分			100	

注:从操作步骤开始计时,至整理用物计时结束,操作时间为8 min,每超过15 s扣1分,提前不加分;全过程超过10 min停止操作。

临床应用

1. 婴儿母亲奶量不够时需要为婴儿补充奶粉,此时人工喂养需要注意哪些事项?

2. 某婴儿家住内蒙古大草原,有天然的纯牛奶和纯羊奶,为该婴儿人工喂养时需要特别注意哪些事项?

3. 了解"互联网+"母婴护理中的人工喂养技术及合理人工喂养在提高母乳喂养率中的应用。

> 请在网络平台完成作业(习题、主题讨论、思维导图等),上传操作视频与反思。

任务六 ● 小儿头皮静脉输液技术

情景案例:患儿,王某,1.5 岁。患小儿腹泻,并出现重度脱水,今日入院。医嘱:2∶3∶1 混合液 180 mL,1 次/d,静脉滴注。

任务目标

1. 了解小儿头皮静脉输液的目的。
2. 熟练应用小儿头皮静脉输液的护理技术。

任务实施

【操作用物】

1. 治疗车上层 治疗盘、安尔碘消毒液、无菌棉签、一次性输液器、头皮针(一般选用 4.0~5.5 号)、已配好的 2∶3∶1 混合液 180 mL、无菌输液贴、医嘱单、输液巡视卡、弯盘 2 个、一次性治疗巾、速干手消毒剂、秒表、一次性备皮包、污物杯、肥皂、纱布,必要时备约束带。

2. 治疗车下层 锐器盒、医用垃圾桶、生活垃圾桶。

【操作流程与评分标准】

见表 7-6。

小儿头皮
静脉输液

表7-6　小儿头皮静脉输液操作流程与评分标准

项目及总分	操作要点		分值	语言沟通(参考)
素质要求 (6分)	报告考核项目,语言流畅,态度和蔼,面带微笑		2	
	仪表大方,举止端庄,轻盈矫健		2	
	服装、鞋帽整洁,着装符合要求,发不过领,报告项目,语言流畅,态度和蔼,面带微笑		2	
操作前准备 (18分)	护士准备 (2分)	衣帽整洁,剪指甲,洗手,戴口罩	2	● 您好,请问宝宝叫什么名字? ● 王某家长,宝宝因为腹泻需要补充水分,一会儿我来为她输液 ● 宝宝感觉怎么样?一会儿阿姨给你输液,你不要害怕 ● 我来看一下宝宝的皮肤情况,一会儿我为宝宝进行头皮静脉穿刺 ● 输液时间可能有点长,先让宝宝排下大小便吧 ● 好,请你们稍等,我去准备用物
	环境准备 (2分)	清洁、宽敞,操作前0.5 h停止扫地及更换床单	2	
	用物准备 (4分)	药液已配好,用物准备齐全,符合操作要求	4	
	核对、解释、评估 (10分)	核对医嘱	2	
		核对患儿信息,解释操作目的	2	
		评估患儿病情、年龄、意识状态、对输液的认识程度、心理状态	2	
		评估患儿穿刺部位的皮肤及血管状况	2	
		协助患儿排便、排尿,必要时更换纸尿裤	2	

续表 7-6

项目及总分		操作要点	分值	语言沟通(参考)
操作步骤 (66 分)	输液 (56 分)	在治疗室内核对医嘱并按医嘱准备好药液(已配好)	4	• 王某家长,我要清理宝宝皮肤,请您配合按压宝宝 • 宝宝,不要害怕,阿姨给您理个新发型 • 宝宝,来,让阿姨看你的发型漂亮吗 • 针已经扎上了,宝宝真勇敢
		携用物至床边,核对,再次向家长解释	2	
		洗手	2	
		将液体挂在输液架上,排尽气体	6	
		核对医嘱	2	
		将枕头放在床沿,使患儿横卧于床中央,助手固定患儿头部	4	
		洗手	2	
		穿刺者位于患儿头端,选择静脉,必要时顺头发方向剃净局部头发,并清洁局部皮肤	6	
		操作者第一遍常规正确消毒皮肤,待干	3	
		打开无菌输液贴,准备输液贴	2	
		洗手	2	
		第二遍常规正确消毒皮肤,待干	3	
		再次核对医嘱	2	
		洗手	2	
		再次排气	4	
		一手绷紧皮肤,另一手持针将针头向心方向平行刺入皮肤,见回血后如无异常,用胶布固定	6	
		核对医嘱并根据医嘱调节滴数	4	
	输液后处理 (10 分)	输液过程中观察输液情况	4	王某家长,现在已经为宝宝输上液了,请您注意观察,不要动调节器,有异常请及时通知我
		整理床单位及用物	2	
		告知家属注意事项	2	
		洗手,记录	2	
综合评价 (10 分)		患儿安全,输液顺利,无不良反应	3	
		护士评估全面,操作熟练	3	
		严格查对,无菌观念强	2	
		关心患儿	2	
总分			100	

注:从操作步骤开始计时,至洗手、记录计时结束,操作时间为 8 min,每超过 15 s 扣 1 分,提前不加分;全过程超过 10 min 停止操作。

临床应用

1. 在头皮静脉穿刺过程中,患儿出现痛苦样貌并大声尖叫,局部血管苍白呈树枝状分布,患儿可能发生了什么情况? 如何预防和紧急处理?

2. 某患儿多次头皮静脉穿刺失败,家属及孩子情绪激动,如何安抚患儿及家属? 如何提高头皮静脉穿刺成功率?

请在网络平台完成作业(习题、主题讨论、思维导图等),上传操作视频与反思。

任务七 ● 小儿股动脉穿刺采血技术

情景案例:患儿,王某,男性,1岁。患小儿肺炎,并发呼吸衰竭,遵医嘱取动脉血进行血气分析。

任务目标

1. 了解小儿股动脉穿刺采血的目的。
2. 熟练应用小儿股动脉穿刺采血的护理技术。

任务实施

【操作用物】

1. 治疗车上层 化验单、医嘱单、速干手消毒剂、无菌手套、治疗盘、安尔碘消毒液、棉签、血气针或 5 mL 注射器+肝素液、橡皮塞、砂轮;弯盘、无菌纱布。

2. 治疗车下层 医用垃圾桶、锐器盒。

【操作流程与评分标准】

见表7-7。

小儿股动脉
穿刺采血

表 7-7 小儿股动脉穿刺采血操作流程与评分标准

项目及总分	操作要点	分值	语言沟通(参考)
素质要求 (6分)	报告考核项目,语言流畅,态度和蔼,面带微笑	2	
	仪表大方,举止端庄,轻盈矫健	2	
	服装、鞋帽整洁,着装符合要求,发不过领	2	

续表 7-7

项目及总分		操作要点	分值	语言沟通(参考)
操作前准备 (18分)	护士准备 (2分)	衣帽整洁,修剪指甲,规范洗手,戴口罩	2	• 宝宝家长您好,请问宝宝叫什么名字? 我来核对一下信息。根据医嘱需要取宝宝动脉血做血气分析,一会儿我来为宝宝进行股动脉穿刺,请您配合 • 宝宝有没有吸氧? 0.5 h 内有没有吸痰? • 我来看一下宝宝的皮肤情况,宝宝有没有发生过出血现象? • 宝宝需要大小便吗? • 好,请稍等,我去准备用物
	环境准备 (2分)	清洁、宽敞,操作前0.5 h停止扫地及更换床单	2	
	用物准备 (4分)	用物准备齐全,摆放有序,符合操作要求	4	
	解释沟通 (10分)	核对医嘱,检验条码	1	
		核对信息,向家长解释操作目的、方法及如何配合	2	
		评估患儿病情、合作程度及吸氧情况,必要时评估呼吸机参数,避开吸痰前后30 min	2	
		评估局部皮肤及血管情况,评估患儿有无出血倾向或凝血功能障碍	2	
		协助患儿排便、排尿	1	
		与患儿及家属沟通时语言规范、态度和蔼	2	

续表7-7

项目及总分		操作要点	分值	语言沟通(参考)
操作步骤 (66分)	抽取血标本 (56分)	洗手	2	• 王某家长,请您帮忙按压一下孩子 • 宝宝,来,让阿姨看看你的小胖腿,让阿姨摸摸,好吗? • 宝宝,阿姨给你清洗一下皮肤,有点凉,不要害怕啊 • 王某家长,我已经为宝宝抽完血了,宝宝2 h内尽量少活动。如果孩子有什么异常,请您及时告诉我
		再次核对,解释	2	
		患儿取仰卧位,垫高穿刺侧臀部,用尿布包裹好会阴部	4	
		助手站在患儿头部,用左手及前臂约束患儿左下肢,右手固定患儿的右膝关节处,使穿刺侧大腿外展成蛙状,以便暴露腹股沟区	6	
		根据情况选择穿刺部位,常规消毒皮肤两遍,直径在6~8 cm,待干	6	
		再次核对检验条码、患儿信息	2	
		洗手	2	
		取血气针或用5 mL注射器抽取1 mL肝素液湿润后排尽肝素液备用	6	
		戴无菌手套或安尔碘消毒操作者左手中指和示指	6	
		再次触及动脉搏动,在搏动最强处进针(与股动脉呈90°进针),见到回血后固定针头,鲜红色血液自然顶入针筒内1 mL左右	8	
		用无菌纱布块边按压边拔针。拔针后请助手持续按压5~10 min	4	
		操作者先用无菌干棉签抵住针头,垂直向上排气后刺入橡皮塞中	4	
		再次核对,告知家属注意事项	4	
	穿刺后处理 (10分)	将血气针轻轻转动,使血液与肝素液充分均匀,再次核对患儿信息、化验单,贴条码,立即送检	3	
		观察穿刺后反应	3	
		整理床单位、用物	2	
		洗手,记录	2	
综合评价 (10分)		患儿安全,穿刺顺利,无不良反应	3	
		护士评估全面,操作熟练	3	
		严格查对,无菌观念强	2	
		关心患儿	2	
总分			100	

注:从操作步骤开始计时,至洗手记录结束,操作时间为8 min,每超过15 s扣1分,提前不加分;全过程超过10 min停止操作。

📖✏ 临床应用

1. 法洛四联症的患儿,需进行动脉血气分析,遵医嘱进行股动脉穿刺抽取动脉血,在实施过程中需要注意哪些事项?

2. 冠心病患者股动脉穿刺术后如何护理?

> 请在网络平台完成作业(习题、主题讨论、思维导图等),上传操作视频与反思。

任务八 ● 新生儿窒息复苏术

情景案例:患儿,李某,男性,剖宫产出生。出生后 1 min Apgar 评分 1 分,需立即行新生儿复苏术。

📖✒ 任务目标

1. 熟练应用新生儿窒息的心肺复苏护理技术。

2. 尽快建立和恢复患儿的循环和呼吸功能,保护中枢神经系统,减少新生儿后遗症的发生。

⏰ 任务实施

【操作用物】

婴儿辐射台 1 台,氧气装置,呼吸气囊 1 个,婴儿面罩 1 个,新生儿喉镜 1 套,负压吸引装置,各种型号气管内导管,新生儿吸痰管 2 支,负压吸球 1 个,胃管 1 支,听诊器 1 个,1 mL、2 mL、5 mL 一次性注射器各 1 支,消毒手套 1 副,胶布若干,剪刀 1 支,垫巾 1 个,备用药物(肾上腺素、生理盐水、纳洛酮、碳酸氢钠等)。

【操作流程与评分标准】

见表 7-8。

表7-8　新生儿窒息复苏操作流程与评分标准

项目及总分		操作要点	分值
素质要求 (6分)		报告考核项目,语言流畅,态度和蔼,面带微笑	2
		仪表大方,举止端庄,轻盈矫健	2
		服装、鞋帽整洁,着装符合要求,发不过领	2
操作前准备 (6分)		环境:安静、整洁,光线明亮,温、湿度适宜	2
		用物:用物齐备、摆放有序	2
		护士:着装整齐、仪表大方、戴口罩	2
操作步骤 (82分)	评估环境 (2分)	迅速评估抢救环境:室温为26~28 ℃,辐射台设置温度为30 ℃	2
	急救准备 (10分)	评估患儿:肌张力、皮肤颜色、是否足月、羊水性状、呼吸	5
		准备吸球、吸痰管、呼吸气囊等用物	5
	清理呼吸道 (10分)	擦干身上的羊水、血迹	2
		置新生儿于辐射床上,肩下垫2.0~2.5 cm小枕,保持气道开放	3
		用8~10号吸痰管吸净口腔、鼻腔黏液,必要时在喉镜下吸净气管内分泌物	5
	建立呼吸 (20分)	对新生儿进行触觉刺激,以建立呼吸;若无自主呼吸,可采用轻弹足底≤2次或快速摩擦背部≤2次,诱发自主呼吸	10
		正压给氧:复苏气囊接上氧气5 L/min,选择大小合适的面罩并置于患儿面部形成密闭,正压人工呼吸频率为40~60次/min	10
	胸外心脏按压 (30分)	胸外心脏按压(拇指法):用双手拇指按压胸骨中下1/3交界处,双手环绕患儿胸廓,其余手指支撑其背部。按压深度约为前后胸径的1/3	10
		有效配合胸外心脏按压和正压人工呼吸,两者的比例为3:1,即胸外按压90次/min和人工呼吸30次/min	10
		胸外心脏按压30 s后评估心率,如果心率仍然<60次/min,同时遵医嘱使用1:10 000肾上腺素等药物,继续胸外按压,若婴儿自主心率>60次/min,撤胸外按压,心率>100次/min,撤正压人工呼吸	10
	复苏后处理 (10分)	患儿已恢复自主呼吸和心跳,复苏成功,包裹好患儿,整理床单位及用物	5
		洗手、记录	2
		给予进一步生命支持(口述)	3
综合评价 (6分)		程序正确,动作敏捷、规范,操作熟练	2
		态度和蔼可亲、语言恰当、沟通有效	2
		操作过程体现人文关怀	2
总分			100

注:从操作步骤开始计时,至口述给予进一步生命支持计时结束,操作时间为5 min,每超过15 s扣1分,提前不加分;全过程超过6 min停止操作。

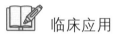 临床应用

患者中毒时,如毒物性质不明,如何处理?

请在网络平台完成作业(习题、主题讨论、思维导图等),上传操作视频与反思。

模块八　常用综合实训项目

实践教学总体目标

1. 掌握常见急危重症患者的基本特征、救护原则及要点。
2. 掌握急诊医疗服务体系的概念和环节、急救护理的范畴、院前急救的原则和特点、急诊科的护理工作流程、重症监护病房(ICU)的监护内容。
3. 掌握心跳呼吸骤停患者、气道梗阻患者的急救措施。
4. 了解急救护理的历史、院前急救与急诊科、ICU组织形式与管理。

项目与学时分配

序号	项目名称	学时分配	备注
一	密闭式静脉输液法(含配药)	6	
二	皮试液配制+皮内注射法	6	
三	药物抽吸+肌内注射法	6	
	总计	18	

任务一　密闭式静脉输液法(含配药)

情景案例: 患者,张某,女性,病毒性肺炎。医嘱:0.9%氯化钠注射液250 mL,利巴韦林注射液500 mg,2 次/d,静脉滴注。

任务目标

熟练掌握密闭式静脉输液法配药及输液的目的、操作步骤及注意事项。

任务实施

【操作用物】

1. 治疗车上层 清洁治疗盘、无菌治疗巾、棉签、皮肤消毒液、0.9% 氯化钠注射液（250 mL）、根据医嘱准备药物、10 mL 注射器 1 支、一次性输液器一套、输液贴；医嘱单、输液瓶贴、输液巡视卡、笔、有秒针的表、弯盘 2 个、止血带、砂轮、纱布、一次性治疗巾、速干手消毒剂、输液架。

2. 治疗车下层 锐器盒、剪刀、小桶、医用垃圾桶、生活垃圾桶。

【操作流程与评分标准】

见表 8-1。

表 8-1 密闭式静脉输液（含配药）操作流程与评分标准

项目及总分	操作要点		分值	语言沟通（参考）
素质要求 （6分）	报告考核项目，语言流畅，态度和蔼，面带微笑		2	
	仪表大方，举止端庄，轻盈矫健		2	
	服装、鞋帽整洁，着装符合要求，发不过领		2	
操作前准备 （8分）	携带输液卡核对患者信息		1	• 您好，请问您叫什么名字？ • 张某，根据医嘱需要静脉输液，今天在右手输液好吗？我先看看您手背的静脉可以吗？ • 您可以先去方便，我去准备用物，请稍等
	解释该项操作的相关事项，征得患者同意，使之愿意合作		1	
	评估患者病情、心肺功能，药物过敏史，穿刺部位的皮肤、血管状况及肢体活动度，询问患者有无需求并帮助解决，调整输液架		2	
	评估环境：温、湿度适宜，安静整洁，光线适中，符合要求		1	
	用物齐全且符合要求，物品摆放便于操作且符合无菌原则；液体、药物、注射器、输液器、胶贴、消毒液、棉签等均在有效期，包装完好		2	
	修剪指甲，规范洗手，戴口罩		1	
操作步骤 （78分）	核对、检查 （8分）	核对医嘱单、输液瓶贴、输液卡、液体、药物（药名、浓度、剂量、有效期、患者的床号及姓名）	4	
		清洁液体瓶身，检查液体质量（瓶体有无裂缝，瓶盖有无松动，液体有无混浊、沉淀或絮状物、变色，挂钩是否完好）；药物质量（瓶体有无裂缝，液体有无混浊、沉淀或絮状物、变色）	3	
		于输液瓶上倒贴输液贴	1	

续表 8-1

项目及总分		操作要点	分值	语言沟通(参考)
操作步骤 (78分)	准备药液 (6分)	打开瓶盖中心;常规消毒瓶塞,待干	1	
		检查注射器质量,消毒药物瓶颈,用消毒砂轮锯出划痕,再次消毒锯痕处,用无菌纱布包裹瓶头处,沿锯痕处折断瓶头,并用注射器按要求抽吸药液,加入氯化钠注射液瓶内	2	
		检查输液器质量(包装有无破损、是否过期),打开输液器及静脉留置针包装,取出输液器瓶针(口述)	2	
		将针头插入瓶塞至根部,输液器袋套在药瓶上;将用物按顺序置于治疗车上	1	
	核对解释 (10分)	携用物至床旁,核对患者信息	2	您准备好了吗?现在我准备给您输液了,我会尽量轻一点,请您配合一下
		告知患者配合要点	2	
		协助患者取合适卧位;再次评估穿刺部位的皮肤和血管,放垫巾与止血带	4	
		快速手消毒	2	
	初步排气 (10分)	再次核对输液卡、患者信息、液体;输液瓶挂于输液架上	3	
		一次性排净输液管内空气,不流出液体,关闭调节器阻断液体;检查输液管内无气泡,放置妥当	7	
	皮肤消毒 (4分)	常规消毒注射部位皮肤,待干;备输液贴	2	
		在穿刺点上方6 cm处扎止血带,使尾端向上;再次消毒注射部位皮肤	2	
	静脉穿刺 (12分)	再次核对;打开调节器,再排气至少量药液滴出	2	张某,请您握拳
		关闭调节器并检查针头及输液管内有无气泡,嘱患者握拳	2	
		取下护针帽,一手在消毒区外绷紧皮肤、固定血管,另一手持针柄,使针尖斜面向上并与皮肤成适合角度进针,见回血后再将针头沿血管方向潜行少许	8	
	固定 (6分)	一手固定针柄,另一手松开止血带,打开调节器,嘱患者松拳	3	张某,您感觉怎么样?请您轻轻地松开拳,把手打开,谢谢
		观察液体滴入通畅、无外渗、患者无不舒适后固定(用输液贴分别固定针柄、针梗和头皮针延长管)(方法不对扣2分)	3	

续表 8-1

项目及总分	操作要点		分值	语言沟通(参考)
操作步骤 (78分)	调节滴速 (8分)	根据患者的年龄、病情和药物性质调节滴速(口述:一般成人 40~60 滴/min,儿童 20~40 滴/min),至少 15 滴/min	4	
		再次核对(床号、姓名、药物名称、药物浓度、药物剂量、用药时间、用药方法)	2	
		填写输液时间和速度等,签名,将输液卡悬挂于输液架上	2	
	操作后处理 (4分)	取出止血带,撤去治疗巾,整理床单位,协助患者取舒适卧位,询问需要	1	张某,液体滴入很通畅。在输液过程中不要自行调节输液速度,如果输液部位有肿胀、疼痛或有心慌等情况,您按呼叫器,我会马上过来的
		对患者进行健康教育,告知每分钟滴速及注意事项,并将呼叫器放于患者易取处	1	
		整理用物,手消毒	1	
		每隔 15~30 min 巡视病房一次(口述)	1	
	输液完毕后的处理 (10分)	待全部液体输入完毕后,告知患者输液完毕,拔针	1	● 张某,今天的治疗结束了,现在我为您拔针吧 ● 张某,您再按压一会儿就可以了,注意先不要沾到水,请您好好休息,谢谢您的配合
		揭去针柄与头皮针管处输液贴,关闭调节器,将无菌棉签置于穿刺点上方,迅速拔针后按压穿刺点止血;剪掉针头置于锐器盒内	2	
		告知注意事项	2	
		取下输液瓶,清理用物(用物按规定处理)	1	
		协助患者取舒适体位,询问需要;整理床单位	1	
		手消毒,取下输液卡,填写结束输液时间、患者的反应、签名	2	
		处理用物,规范洗手	1	
综合评价 (8分)	态度严谨,程序正确,动作规范,操作熟练		2	
	无菌观念强,无污染,符合无菌操作原则		2	
	护患沟通有效,解释符合临床实际,操作过程体现人文关怀		2	
	滴速符合要求,输入通畅局部无肿胀、渗漏		2	
总分			100	

注:从操作步骤开始计时,至拔针后整理、洗手计时结束,操作时间为 10 min,每超过 15 s 扣 1 分,提前不加分;全过程超过 12 min 停止操作。

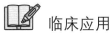

临床应用

1. 为心肺功能差的患者静脉输液有哪些注意事项？

2. 给患者使用刺激性大的药物静脉输液时应如何处理？

请在网络平台完成作业（习题、主题讨论、思维导图等），上传操作视频与反思。

任务二　皮试液配制+皮内注射法

情景案例：患者，张某，男性。因"发热、咳嗽"入院治疗，诊断为肺炎。拟使用青霉素抗菌治疗。医嘱：青霉素皮试。

任务目标

1. 掌握皮下注射与皮内注射的区别。

2. 掌握不同皮试液配制的目的、方法及用途。

任务实施

【操作用物】

1. 治疗车上层　清洁治疗盘、无菌治疗巾、1 mL 注射器、5 mL 注射器、棉签、皮肤消毒液（75% 酒精）、注射卡、弯盘、标签贴、速干手消毒剂、按医嘱备药，做青霉素过敏试验者备 0.1% 盐酸肾上腺素。

2. 治疗车下层　锐器盒、医用垃圾桶、生活垃圾桶。

【操作流程与评分标准】

见表 8-2。

表 8-2　皮试液配制+皮内注射操作流程与评分标准

项目及总分	操作要点	分值	语言沟通（参考）
素质要求（6分）	报告考核项目，语言流畅，态度和蔼，面带微笑	2	
	仪表大方，举止端庄，轻盈矫健	2	
	服装、鞋帽整洁，着装符合要求，发不过领	2	

续表 8-2

项目及总分	操作要点		分值	语言沟通(参考)
操作前准备 (12分)	核对床号、姓名		2	• 您好,能告诉我您的名字吗? • 张某,您好,医嘱要给您用青霉素,以前用过青霉素类的药物吗? 过敏吗? 对其他药物或食物过敏吗? 您的家人有对青霉素过敏的吗? • 请让我看一下您的手腕:皮肤完好 • 我一会儿会在您这里打一个皮丘,您只用按我说的做就行了。我现在去准备,请稍等
	询问"三史"		2	
	评估注射部位的皮肤状况		2	
	解释:操作的目的和注意事项,征得患者同意取得合作		2	
	评估环境:操作环境符合无菌操作、职业防护要求		2	
	用物齐全,符合操作要求		1	
	修剪指甲,规范洗手,戴口罩		1	
操作步骤 (72分)	皮试液配制 (15分)	核对医嘱单、注射卡	2	
		查对药液质量(药名、浓度、剂量、有效期、产品批号,检查瓶体有无裂缝、瓶盖有无松动、液体有无混浊、沉淀或絮状物、变质等)(口述),清洁药液瓶身;分别检查注射器质量(包装有无破损、过期)	2	
		用5 mL注射器抽吸0.9%氯化钠注射液4 mL,注入青霉素瓶内,完全溶解药液	2	
		用1 mL注射器抽取0.1 mL青霉素注射液,用0.9%氯化钠注射液稀释至1 mL,摇匀药液,推至0.1 mL,用0.9%氯化钠注射液稀释至1 mL,摇匀药液,再次推至0.1 mL,用0.9%氯化钠注射液稀释至1 mL,摇匀药液	5	
		套上针帽、计时、核对	2	
		标识:在胶布上标记配制药物、日期、时间,贴于注射器上,放于治疗车上	2	

续表 8-2

项目及总分		操作要点	分值	语言沟通(参考)
操作步骤 (72分)	核对、解释 (4分)	携用物至患者床旁,核对床号、姓名	1	• ×床,张某,青霉素皮试液,200 U/mL,1 mL,10:00 • 张某,我现在要给您做青霉素皮试了。在操作过程中如果有不适,请您及时告诉我
		再次解释目的,取得合作	1	
		协助患者取合适卧位,并暴露注射部位	1	
		再次评估注射部位的皮肤状况	1	
	定位、消毒 (3分)	确定注射部位	1	
		快速洗手	1	
		75%酒精消毒注射部位皮肤2遍,待干	1	
	注射 (24分)	再次核对患者及药物,检查注射器内无气泡	2	您忍耐一下,马上就好
		一手示指和拇指绷紧注射部位皮肤,另一手持注射器,针尖斜面向上	6	
		针尖斜面与皮肤呈5°,刺入皮内	6	
		待针尖斜面完全刺入后,放平注射器	4	
		绷皮肤的手的拇指固定针栓,另一手推注药液0.1 mL	6	
	拔针 (10分)	注射完毕,迅速拔针	1	张某,您配合得非常好。20 min之内请您不要离开病房,不要按压、揉搓、遮盖注射部位,如果您有任何不适,请按呼叫器
		再次核对	2	
		记录皮试时间(看表),销毁注射器	2	
		交代注意事项	5	
	整理、记录 (10分)	协助患者取舒适卧位,整理床单位	2	
		将呼叫器放于患者易取处	2	
		快速洗手,记录皮试开始时间	6	
	操作后处理 (6分)	用物按规定分类处理	2	
		洗手	2	
		20 min后观察皮试结果(口述)	2	

续表8-2

项目及总分	操作要点	分值	语言沟通(参考)
综合评价 (10分)	态度严谨,程序正确,动作规范,操作熟练	2	
	无菌观念强,无污染,符合无菌操作原则	3	
	护患沟通有效,解释符合临床实际,操作过程体现人文关怀	3	
	注射安全顺利,患者无不适	2	
总分		100	

注:从操作步骤开始计时,至整理、洗手计时结束,操作时间为12 min,每超过15 s扣1分,提前不加分;全过程超过15 min停止操作。

 临床应用

头孢菌素类抗生素的皮试液配制方法是什么?

请在网络平台完成作业(习题、主题讨论、思维导图等),上传操作视频与反思。

任务三 　药物抽吸+肌内注射法

情景案例:患者,林某,男性。因"恶心、呕吐1 d"入院治疗。医嘱:甲氧氯普胺10 mg,肌内注射。

任务目标

掌握不同药物的抽吸量及注射部位。

任务实施

【操作用物】

1.治疗车上层　治疗盘、皮肤消毒液、无菌棉签、无菌纱布、一次性5 mL注射器、医嘱用药(甲氧氯普胺)、医嘱单、注射卡、笔、弯盘、速干手消毒剂。

2.治疗车下层　锐器盒、医用垃圾桶、生活垃圾桶。

【操作流程与评分标准】

见表8-3。

表 8-3　药物抽吸、肌内注射法操作流程与评分标准

项目及总分	操作要点		分值	语言沟通(参考)
素质要求 (6分)	报告考核项目,语言流畅,态度和蔼,面带微笑		2	
	仪表大方,举止端庄,轻盈矫健		2	
	服装、鞋帽整洁,着装符合要求,发不过领		2	
操作前准备 (12分)	核对床号、姓名,解释操作的目的和注意事项,征得患者同意,使之愿意合作		4	● 您好,请问您叫什么名字? ● 林某,您好,现在根据医嘱要为您注射甲氧氯普胺,减轻您的胃部不适,请您配合好吗?
	评估患者的病情、意识状态,注射部位的皮肤、肌肉组织状况及肢体活动能力(口述:患者清醒,肢体活动良好,注射部位皮肤完好,无瘢痕,无硬结)		2	
	评估环境:操作环境符合无菌操作、职业防护要求,保护患者隐私		2	
	用物齐全,符合操作要求		2	
	修剪指甲,规范洗手,戴口罩		2	
操作步骤 (72分)	准备药液 (8分)	核对医嘱单、注射卡	1	
		查对药液质量(药名、浓度、剂量、有效期、产品批号,检查瓶体有无裂缝、瓶盖有无松动,液体有无混浊、沉淀或絮状物、变质等)(口述),清洁药液瓶身;检查注射器质量(包装有无破损、过期)	2	
		用小安瓿瓶抽吸药液的方法抽取医嘱药物(甲氧氯普胺 1 mL)	3	
		排尽空气,将注射器针头用安瓿瓶套好,放置于无菌注射盘内备用	2	
	核对解释 (6分)	携用物至患者床旁,核对床号、姓名	2	林某,请您侧卧,上腿伸直,下腿屈曲注射部位皮肤完整,无硬结、疤痕
		协助患者取合适卧位,并暴露注射部位	2	
		再次评估注射部位的皮肤状况	2	
	定位消毒 (16分)	确定注射部位(触摸骨性标记并口述十字法或连线法)	10	
		洗手	2	
		消毒注射部位皮肤,待干	4	

续表 8-3

项目及总分		操作要点	分值	语言沟通(参考)
操作步骤 (72分)	注射 (24分)	再次核对	2	您昨晚睡得好吗?
		注射器内无气泡	4	
		左手示指和拇指绷紧注射部位皮肤,右手持注射器,中指、环指固定针栓,准备注射	6	
		肌肉注射针尖与皮肤呈 90°,快速刺入针梗的 1/2 ~ 2/3	6	
		松开左手,抽吸无回血时缓慢注入药物,观察患者有无不适	6	
	拔针 (8分)	注射完毕,以干无菌棉签轻压针孔处,迅速拔针	2	林某,您配合得非常好,现在感觉怎么样?
		按压片刻,分离注射器	2	
		再次核对	2	
		询问患者需要	2	
	整理、记录 (10分)	协助患者穿衣服,取舒适卧位,整理床单位	2	如有不适,请随时按呼叫器,请您好好休息,谢谢您的配合
		对患者进行健康教育,将呼叫器放于患者易取处	4	
		整理用物(用物按规定分类处理)	2	
		洗手,记录	2	
综合评价 (10分)		态度严谨,程序正确,动作规范,操作熟练	2	
		无菌观念强,无污染,符合无菌操作原则	2	
		护患沟通有效,解释符合临床实际,操作过程体现人文关怀	2	
		注射安全顺利,患者无不适	4	
总分			100	

注:从操作步骤开始计时,至整理、洗手、记录计时结束,操作时间为 6 min,每超过 15 s 扣 1 分,提前不加分;全过程超过 8 min 停止操作。

临床应用

1. 为婴幼儿患者肌内注射有哪些注意事项?
2. 患者被狗咬伤,需注射狂犬病疫苗,应如何注射?

请在网络平台完成作业(习题、主题讨论、思维导图等),上传操作视频与反思。